Springer-Verlag Berlin Heidelberg GmbH 1917

Veröffentlichungen aus dem Gebiete des Militär-Sanitätswesens.

Herausgegeben von der Medizinal-Abteilung des Kgl. Preussischen Kriegsministeriums.

1. Heft. Historische Untersuchungen über das Einheilen und Wandern von Gewehrkugeln. Von Stabsarzt Dr. A. Köhler. gr. 8. 1892. 80 Pf.

2. Heft. Ueber die kriegschirurgische Bedeutung der neuen Geschosse. Von Geh. Ober-Med.-Rat Prof. Dr. von Bardeleben. gr. 8. 1892. 60 Pf.

3. Heft. Ueber Feldflaschen und Kochgeschirre aus Aluminium. Bearbeitet von Stabsarzt Dr. Plagge und Chemiker G. Lebbin. gr. 8. 1893. 2 M. 40 Pf.

4. Heft. Epidemische Erkrankungen an akutem Exanthem mit typhösem Charakter in der Garnison Cosel. Von Oberstabsarzt Dr. Schulte. gr. 8. 1893. 80 Pf.

5. Heft. Die Methoden der Fleischkonservierung. Von Stabsarzt Dr. Plagge und Dr. Trapp. gr. 8. 1893. 3 M.

6. Heft. Ueber Verbrennung des Mundes, Schlundes, der Speiseröhre und des Magens. Behandlung der Verbrennung und ihrer Folgezustände. Von Stabsarzt Dr. Thiele. gr. 8. 1893. 1 M. 60 Pf.

7. Heft. Das Sanitätswesen auf der Weltausstellung zu Chicago. Bearbeitet von Generalarzt Dr. C. Grossheim. gr. 8. Mit 92 Textfiguren. 1893. 4 M. 80 Pf.

8. Heft. Die Choleraerkrankungen in der Armee 1892 bis 1893 und die gegen die Cholera in der Armee getroffenen Massnahmen. Bearbeitet von Stabsarzt Dr. Schumburg. gr. 8. Mit 2 Textfiguren und 1 Karte. 1894. 2 M.

9. Heft. Untersuchungen über Wasserfilter. Von Oberstabsarzt Dr. Plagge. gr. 8. Mit 37 Textfiguren. 1895. 5 M.

10. Heft. Versuche zur Feststellung der Verwertbarkeit Röntgenscher Strahlen für medizinisch-chirurgische Zwecke. gr. 8. Mit 23 Textfiguren. 1896. 6 M.

11. Heft. Ueber die sogenannten Gehverbände unter besonderer Berücksichtigung ihrer etwaigen Verwendung im Kriege. Von Stabsarzt Dr. Coste. gr. 8. Mit 13 Textfiguren. 1897. 2 M.

12. Heft. Untersuchungen über das Soldatenbrot. Von Oberstabsarzt Dr. Plagge und Chemiker Dr. Lebbin. 1897. 12 M.

13. Heft. Die preussischen und deutschen Kriegschirurgen und Feldärzte des 17. und 18. Jahrhunderts in Zeit- und Lebensbildern. Von Oberstabsarzt Prof. Dr. A. Köhler. Mit Porträts und Textfiguren. 1898. 12 M.

14. Heft. Die Lungentuberkulose in der Armee. Bearbeitet in der Medizinal-Abteilung des Königl. Preuss. Kriegsministeriums. Mit 2 Tafeln. 1899. 4 M.

15. Heft. Beiträge zur Frage der Trinkwasserversorgung. Von Oberstabsarzt Dr. Plagge und Oberstabsarzt Dr. Schumburg. Mit 1 Tafel und Textfiguren. 1900. 3 M.

16. Heft. Ueber die subkutanen Verletzungen der Muskeln. Von Dr. Knaak. 1900. 3 M.

17. Heft. Entstehung, Verhütung und Bekämpfung des Typhus bei den im Felde stehenden Armeen. Bearbeitet in der Medizinal-Abteilung des Königl. Preuss. Kriegsministeriums. **Zweite** Auflage. Mit 1 Tafel. 1901. 3 M.

18. Heft. Kriegschirurgen und Feldärzte der ersten Hälfte des 19. Jahrhunderts (1795—1848). Von Stabsarzt Dr. Bock und Stabsarzt Dr. Hasenknopf. Mit einer Einleitung von Oberstabsarzt Prof. Dr. Albert Köhler. 1901. 14 M.

19. Heft. Ueber penetrierende Brustwunden und deren Behandlung. Von Stabsarzt Dr. Momburg. 1902. 2 M. 40 Pf.

20. Heft. Beobachtungen und Untersuchungen über die Ruhr (Dysenterie). Die Ruhrepidemie auf dem Truppenübungsplatz Döberitz im Jahre 1901 und die Ruhr im Ostasiatischen Expeditionskorps. Zusammengestellt in der Medizinal-Abteilung des Königl. Preuss. Kriegsministeriums. Mit zahlr. Textfiguren und 8 Tafeln. 1902. 10 M.

21. Heft. Die Bekämpfung des Typhus. Von Geh. Med.-Rat Prof. Dr. Robert Koch. 1903. 50 Pf.

22. Heft. Ueber Erkennung und Beurteilung von Herzkrankheiten. Vortrag aus der Sitzung des Wissenschaftl. Senats bei der Kaiser Wilhelms-Akademie für das militärärztliche Bildungswesen am 31. März 1903. 1903. 1 M. 20 Pf.

Veröffentlichungen

aus dem Gebiete des

Militär-Sanitätswesens.

Herausgegeben

von der

Medizinal-Abteilung

des

Königlich Preussischen Kriegsministeriums.

Heft 65.

Über die Benennung der chronischen Nierenleiden

von **L. Aschoff,** Freiburg i. B.

und

Bezeichnung und Begriffsbestimmung auf dem Gebiet der Nierenkrankheiten

von **Friedrich Müller,** München.

Mit 1 Tafel.

Springer-Verlag Berlin Heidelberg GmbH 1917

Über die Benennung der chronischen Nierenleiden.

Von

L. Aschoff,
Freiburg i. B.

(Mit 1 Tafel.)

Bezeichnung und Begriffsbestimmung auf dem Gebiet der Nierenkrankheiten.

Von

Friedrich Müller,
München.

Springer-Verlag Berlin Heidelberg GmbH 1917

Additional material to this book can be downloaded from http://extras.springer.com

ISBN 978-3-662-34757-7 ISBN 978-3-662-35077-5 (eBook)
DOI 10.1007/978-3-662-35077-5

I.

Über die Benennung der chronischen Nierenleiden.

Von

L. Aschoff, Freiburg i. B.

(Mit 1 Tafel.)

Auf der Meraner Tagung der Versammlung deutscher Naturforscher und Ärzte hat F. v. Müller den zwingenden Nachweis geführt, daß eine rein anatomische oder histologische Einteilung der Nierenleiden undurchführbar ist. Ob das der pathologischen Anatomie oder nicht vielmehr uns Pathologen zur Last fällt, soll hier unerörtert bleiben. Friedrich v. Müller wählte an Stelle des anatomischen Einteilungsprinzips das ätiologische. Wir wissen heute, daß auch dieses den Anforderungen der Praktiker nicht genügen konnte. So ließ man auch dieses fallen und glaubte in einer funktionell-klinischen oder, wie man lieber sagte, biologischen Methode die Lösung gefunden zu haben (Volhard). Aber ich glaube nicht, daß man die Nierenleiden in hypertonische und normotonische, hydropische und nicht hydropische, albuminurische usw. übersichtlich und erschöpfend wird einteilen können, da man klinisch nicht Zusammengehöriges zusammenwirft und das Vorhandene nicht genügend trennt. Daher hat Schlayer die klinisch-funktionelle Differenzierung durch die experimentell-funktionelle zu ergänzen versucht. Doch hat er bis jetzt nur zwei Hauptformen, nämlich Nierenleiden mit Schädigung des Gefäßsystems und Nierenleiden mit Schädigung des Kanälchensystems zu trennen versucht. Auch er bezeichnet seine Methoden als physiologische oder biologische und stellt sie in ausdrücklichen Gegensatz zu den seiner Meinung nach ungenügenden anatomischen Methoden[1]).

Wenn wir uns heute über ein annehmbares Einteilungsprinzip der Nierenleiden — und was für die Nierenleiden gilt, gilt auch für die

1) Ich möchte bemerken, daß Schlayer selbst nur von Prüfungsmethoden gesprochen haben will, aber seine Darstellung hat bewirkt, daß man dieselben mit Einteilungsmethoden identifiziert hat.

Leiden aller anderen Organe — verständigen wollen, so müssen wir vorher die jetzt noch herrschenden Mißverständnisse über grundlegende Begriffe aus dem Wege räumen. Es gibt kaum ein Wort in der Biologie, welches so viel mißbraucht wird, wie das Wort „biologisch". In der Tat gibt es viele Forscher, welche die Durchforschung eines fixierten „toten" Organs mit morphologischen Methoden als nicht biologisch ansehen und daher die Anatomie, Zoologie, pathologische Anatomie, vergleichende Anatomie, Entwicklungsgeschichte, Embryologie aus dem Kreise der „biologischen" Wissenschaften ausschließen müßten. Wir Anatomen brauchen wohl gegen einen solchen Widersinn nicht besonders Protest zu erheben. Die Biologie ist die Lehre vom Leben, vom gesunden (Normologie, besser Orthologie), wie vom kranken (Pathologie). Die einzelnen Fächer der biologischen Wissenschaft unterscheiden sich im wesentlichen nach den Methoden, mit denen die Organismen oder biologischen Systeme untersucht werden. Soweit es sich um morphologische Methoden handelt (Zergliederung, optische Auflösung, färberische Differenzierung), sprechen wir von normaler oder pathologischer Anatomie, vergleichender Anatomie, allgemeiner und spezieller Anatomie usw. Sie haben in erster Linie die Struktur zum Objekt der Untersuchung, gleichgültig, ob diese überlebend oder fixiert ist. Die physiologischen Methoden (elektromagnetische, sonstige physikalische, chemisch-analytische) charakterisieren die Physiologie und alle ihre Zweige, welche sich die Ergründung der Funktion zum Ziel gesetzt haben. Man sollte auch in Deutschland schärfer einer normalen eine pathologische Physiologie gegenüber stellen und den Ausdruck physiologisch nicht mehr im Gegensatz zu pathologisch gebrauchen, wie es noch immer geschieht. Auch wäre es ein freudig zu begrüßender Fortschritt, wenn wir die pathologische Physiologie, wenigstens in dem allgemeinen Teil als besonderes Lehrfach führen und mit diesem Namen die Bedeutung desjenigen Faches, welches bisher im wesentlichen von der Pharmakologie mitverwaltet wurde, klipp und klar zum Ausdruck bringen. Daß das Gebiet der speziellen pathologischen Physiologie gerade von dem Kliniker mit dem reichen Untersuchungsmaterial an kranken Menschen in führender Weise bearbeitet und gelehrt werden kann, das beweist am besten das Krehl'sche Lehrbuch der speziellen pathologischen Physiologie, das einzige, das wir in Deutschland besitzen. So zeigen sich Morphologie und Physiologie als die beiden biologischen Schwesterwissenschaften, deren keine die andere entbehren kann, denn Kraft ohne Materie ist für uns, soweit wir die beiden nicht identifizieren, nicht denkbar und gerichtete Kraft setzt geformte Materie voraus. Es bleibt der Neigung eines jeden Biologen überlassen, ob er wie der Chemiker bald mehr das Strukturbild, bald mehr das Kräftebild in seinen biologischen Systemen wiederfinden will. Falsch aber ist es, das „Experiment" als ein der physiologischen Forschung allein zukommendes Hilfsmittel ansehen zu wollen und daher die experimentelle Pathologie als eine physiologische oder gar biologische Wissenschaft besonders auszuzeichnen. Des Experimentes bedient sich die morphologische Forschung genau so wie die physiologische, denn das Experiment setzt nur im Gegensatz zum natürlichen den gewollten pathologischen Zustand, der sowohl mit morphologischen, wie mit physiologischen Methoden untersucht werden kann. Es gibt genau so gut einen experimentellen pathologischen Anatomen wie einen experimentellen pathologischen Physiologen. Wir müssen uns darüber klar sein, daß der Ausdruck experimentelle Pathologie, wie ihn die österreichischen Hochschulen als Fachvertretung kennen, viel zu umfassend ist. Ein solcher Lehrstuhl, welcher im wesentlichen die experimentelle pathologische Physiologie zum Inhalt hat, ist bei uns überflüssig, wenn die moderne Pharmakologie, was von selbst geschehen wird, die allgemeinen pathologischen Probleme in ihren Untersuchungskreis zieht und sich zur allgemeinen pathologischen Physiologie entwickeln oder eine solche von sich abzweigen wird.

So können wir auch bei der Niere von einer pathologisch-anatomischen und einer pathologisch-physiologischen Forschung unter natürlichen und experimentellen Bedingungen sprechen. Beide haben Hand in Hand zu gehen, wenn wir ein einigermaßen zuverlässiges Bild der krankhaften Zustände der Niere erhalten wollen.

Wenden wir uns nach diesen einleitenden Worten der Frage des Einteilungsprinzips zu.

Eine Einteilung ist nur möglich nach dem Subjekt oder Objekt, wobei ich unter letzterem das geschädigte biologische System, unter ersterem die schädigende Ursache verstehe. Das Objekt steht den Klinikern und pathologischen Anatomen am nächsten, also werden wir immer versuchen, darnach einzuteilen. Für die richtige morphologische und funktionelle Wertung und damit auch die Therapie, soweit sie nicht spezifisch im strengsten Sinne des Wortes ist, ist die Erkennung einer Endokarditis das Wichtigste, dann erst kommt die Frage, ob rheumatisch, gonorrhoisch, septisch usw., also Endocarditis gonorrhoica. Für den ätiologischen Forscher ist die gonorrhoische Infektion die Hauptsaehe, die Lokalisation von sekundärem Interesse, also Gonorrhoe des Endokards. Genügen nun aber die

Einzelbilder, die solche anatomischen (und damit auch zugleich funktionellen) Namen in uns erwecken, als Verständigungsmittel für alle, insbesondere auch die chronischen komplizierten Störungen eines biologischen Systems? Die Erfahrung hat das Unzureichende solcher Einzelbilderbenennung erwiesen. Woran liegt das? Weil uns das Einzelbild, z. B. eine geschrumpfte Niere, zu wenig sagt über die Prognose, die nötige Therapie, Prophylaxe usw. Nicht was vorliegt, sondern wie es geworden, ist wichtig für uns zu wissen, weil aus der Entwicklung auch die Weiterbildung auf Grund aller Erfahrungen vorausgesagt werden kann. Das entwicklungsgeschichtliche Prinzip muß auch in der Benennung der Organleiden das Bestimmende sein. Die Scharlach-Nephritis kann einen ganz verschiedenen Ausgang haben, je nachdem sie sich am glomerulären oder am interstitiellen Apparat lokalisiert. Für das Schicksal des Patienten kommt es also mehr auf das Wie als auf das Wodurch[1]), mehr auf die formale Genese, als auf die kausale Genese an. Unter formal ist aber das funktionelle mit inbegriffen, so daß die formal-funktionelle Genese der kausalen Genese gegenüber gestellt werden kann. An welchem Strukturbestandteil, d. h. zugleich an welchem funktionellen System greift zunächst das schädigende Agens an, wie wirkt diese Störung wieder auf andere Systeme, kurz, wie entwickelt sich schließlich das komplizierte Bild irgend eines chronischen Leidens, das wollen wir wissen, das wollen wir, wenn irgend möglich, in einem allgemein verständlich und doch kurzen Namen sich widerspiegeln lassen. Wir werden also unsere Einteilungen und Benennungen nach dem formalgenetischen oder, wie man kurzweg auch sagt, nach dem pathogenetischen Prinzip im Gegensatz zum kausal-genetischen oder ätiologischen vornehmen.

Sind wir uns darüber einig, und die Vorbesprechungen, die ich unter den obwaltenden Verhältnissen nur mit einem Teil der Kollegen, insbesondere mit den Herren v. Müller, v. Krehl, Löhlein, Herxheimer, Borst führen konnte, lassen mich daran kaum mehr zweifeln, so müssen wir uns fragen, in welcher Weise denn ein biologisches System durch krankheitserregende äußere Momente geschädigt werden kann. Ich will hier auf die schwierige Definition des Krankheitsbegriffes, der uns von unserem Thema zu weit abführen würde, nicht weiter eingehen[2]). Ich verwende daher den Ausdruck im ganz allgemeinen Sinn. Da müssen wir nun zwei ganz verschiedenartige Störungen von vorn-

1) Unter welchen Bedingungen, durch welche äußeren Faktoren.

2) Ich verweise auf die Darstellung in meiner Prorektoratsrede: Krankheit und Krieg. 1915. Anmerkung 9 S. 43, sowie Berl. klin. Wochenschr. 1917. Nr. 3.

herein trennen, je nachdem das biologische System mit der krankheitserregenden äußeren Ursache eine einseitige oder eine wechselseitige Reaktion aufweist. Es ist klar, daß auf Nahrungsentziehung, auf grobe Traumen durch Überfahrenwerden, auf Durchtrennung großer Gefäße mit schneidenden Instrumenten das biologische System zwar reagiert, ohne aber auf die krankheitserregende Ursache selbst einwirken zu können. Ganz anders, wenn ein Gift oder ein giftbildender Krankheitserreger in das biologische System selbst eintritt und es nun zwischen beiden zu wechselseitigen Beeinflussungen kommt. Die erste große Gruppe bezeichnen wir als die nicht entzündlichen, die letzte als die entzündlichen Krankheitsprozesse. Wir werden diese Unterscheidung noch klarer vornehmen können, wenn wir uns fragen, auf welchen verschiedenen Wegen eine nicht entzündliche Störung eines biologischen Systems zustande kommen kann. Eine solche Störung kann eine der Grundfunktionen der lebenden Substanz treffen, den Formwechsel, den Stoffwechsel, den Kraftwechsel. Wir sprechen von formativer Störung, von metabolischer oder degenerativer Störung, von energetischer Störung. Letztere tritt, da morphologisch schwer faßbar, für unsere Betrachtungen zurück. Um so wichtiger sind für die höheren Metazoen die Störungen in den für den Metabolismus so wichtigen Hilfsorganen der Zirkulation, während die Störungen der ebenso notwendigen Reizleitung ein noch wenig erforschbares Gebiet bedeuten. So hätten wir als praktisch gegebene Einteilung nicht entzündlicher Störungen die drei folgenden Hauptgruppen zu unterscheiden, solche auf dem Boden der Entwicklungs- und Wachstumsstörungen, solche auf dem Boden der Stoffwechselstörungen und solche auf dem Boden der Zirkulationsstörungen.

Selten verhält sich der Organismus solchen Störungen gegenüber völlig passiv. In der Regel schließt sich an die Störung ein Anpassungsvorgang an, solange das biologische System noch anpassungsfähig ist. Diese Anpassungsvorgänge gliedern sich in fünf Stufen, die einfache Erholung (Rekreation), den funktionellen Ausgleich (Transformation oder Kompensation), die Verarbeitung unbrauchbar gewordener Trümmer des Systems (Reparation, Organisation), die Wiederherstellung zerstörter Strukturen (Regeneration).

Daß es zwischen diesen verschiedenen Reaktionen fließende Übergänge und alle möglichen Kombinationen gibt, brauche ich nicht weiter auseinander zu setzen.

Diesen einfachen Störungen der Formation, Nutrition und Zirkulation mit ihren einseitigen Reaktionen stehen nun diejenigen Störungen der biologischen Systeme gegenüber, bei denen das exogene störende

Agens mit dem lebenden System in wechselseitige Reaktion tritt, also von dem biologischen System selbst beeinflußt, abgeschwächt oder vernichtet oder in besonderer Weise wieder ausgeschieden wird. Das sind die entzündlichen Krankheiten. Hier tritt im Anschluß an die Störung die gegen das exogene Agens selber gerichtete Reaktion als die zunächst das Bild beherrschende in den Vordergrund. Nur diese Symptome eines Kampfes mit ungewissem Ausgang werden vom biologischen Standpunkt aus, der im Begriff der Anpassungsfähigkeit wurzelt, den Namen der entzündlichen Reaktion (Inflammatio) verdienen. Will man den Begriff Entzündung, dann allerdings im Gegensatz zu allen anderen gebräuchlichen Namen für reaktive Prozesse (Recreatio, Reparatio, Regeneratio usw.) nicht biologisch, sondern klinisch fassen, nämlich Entzündung nur das nennen, was die Kardinalsymptome der Entzündung aufweist, so müssen wir von vornherein auf eine scharfe und allgemein verständliche Definition der Entzündung verzichten. Denn dann sind tuberkulöse Granulationen, kalte Abszesse nicht entzündlich, und die Grenzen gegen die reparativen und regenerativen Reaktionen sind überhaupt nicht zu ziehen. Noch weniger erlaubt ist es, die Entzündung histologisch abgrenzen zu wollen, da sich die die Entzündung begleitenden histologischen Veränderungen nur graduell, aber nicht prinzipiell von anderen nicht entzündlichen Reaktionen trennen lassen. Dann wäre es besser, den Namen Entzündung ganz fallen zu lassen und für die oben charakterisierte biologische Reaktion den Namen Defensio einzuführen. Will man nur an dem eingeschränkten klinischen Begriff der Entzündung, wie er durch die histologischen Merkmale stärkerer Exsudation und Proliferation gekennzeichnet ist, festhalten, so muß man natürlich auch den reparativen Vorgängen, z. B. im Anschluß an einen Knochenbruch, oder den organisatorischen im Anschluß an einen blanden Infarkt den entzündlichen Charakter zusprechen. Dann sollte man wenigstens eine reparative (organisatorische) Entzündung von einer defensiven Entzündung trennen. Erstere hat es nur mit der Bewältigung dem Körper selbst entstammender, also endogener Trümmersubstanzen, zu tun, letztere mit besonderen der Außenwelt entstammenden, also exogenen Agentien. Die reparative Reaktion ist in ihrem Erfolg sicher, sie kann ohne einen neuen Eingriff nicht rückgängig gemacht werden, die defensive Reaktion ist in ihrem Erfolge unsicher, kann unter dem Einfluß des anwachsenden schädlichen Agens aufgehoben und wieder von einer Phase passiver Zerstörung abgelöst werden. Trennen wir aber vom biologischen Standpunkt aus, unter Hintansetzung des veralteten klinischen und histologischen Begriffes der Entzündung, die reparative Reaktion von der defensiven und bezeichnen letztere als die allein entzündliche, so müssen wir uns gegenwärtig halten, daß auf jede stärkere defensive Reaktion (Entzündung) die Reparation, Regeneration, Kompensation und Rekreation folgen oder sich in verschiedenstem Maße in erstere räumlich und zeitlich einmischen. Daraus folgt, daß eine scharfe Trennung aller dieser Reaktionen ungemein schwierig und die Bezeichnung eines histologisch erkennbaren Vorganges als defensio, reparatio, organisatio, regeneratio ohne Kenntnis seiner biologischen Bedeutung als einer der Selbsterhaltung dienenden Regulation, d. h. seines „Zweckes" für uns oft unmöglich ist[1]).

Mit der schärferen Definition des Entzündungsbegriffes als einer defensiven Regulation sind aber noch nicht alle Schwierigkeiten der Nomenklatur behoben. Die entzündlichen, aber auch die meisten nicht entzündlichen Störungen der biologischen Systeme führen in der Regel zu einem dauernd veränderten Zustand des Systems. Diese von einer Veränderung der Anpassungsfähigkeit begleiteten leidenden Zustände werden unter dem Ausdruck des Pathos zusammengefaßt. Die Störungen selbst mit ihren reaktiven Folgen werden dagegen als Nosos bezeichnet. Die entzündlich entstandenen Pathien sind gewöhnlich durch ihren stärkeren Umbau gegen-

1) Eine gewisse Schwierigkeit scheinen zunächst diejenigen Krankheiten zu bieten, die wir bisher als klassische Beispiele der Entzündung zu betrachten pflegten, nämlich die Verbrennung, die Wirkungen überdosierter Röntgenstrahlen usw. Hier scheint eine wechselseitige Reaktion mit einem exogenen schädigenden Agens nicht vorzuliegen, die Bezeichnung Entzündung nicht anwendbar. Aber in Wirklichkeit dringt doch die betreffende Energie in Form von Strahlung in den Körper ein und wirkt für längere Zeit nach, im Gegensatz zum einfachen Trauma. Sie kann daher Gegenwirkungen auslösen, die zu den entzündlichen gerechnet werden müssen. Ähnlich liegt es bei den Reaktionen, welche durch ein abnormes Stoffwechselprodukt, z. B. die Ablagerungen harnsaurer Salze bei der Gicht ausgelöst werden. Im Gegensatz zu den einfachen Reizwirkungen, welche die gewöhnlichen Gerinnungs- und Zerfallsprodukte des Organismus (Fibrin, physiologische Gewebseinschmelzungen, blande Nekrosen) auf die Umgebung ausüben und welche nur reparative Reaktionen hervorrufen, handelt es sich hier um einen entzündlichen Prozeß, der einerseits in einer toxischen Schädigung durch ein in abnormer Menge gehäuftes, indirekt der Nahrung, also der Außenwelt entstammendes Agens, andererseits in einer physikalischen Schädigung infolge des Kristallisationsprozesses mit einer Zerreißung der Gewebe besteht. Hier werden also entzündliche und reparative Reaktionen von vornherein gemischt auftreten. Zweifellos liegt hier ein Grenzgebiet vor, das im Einzelfalle Schwierigkeiten bereiten kann, uns aber von der theoretischen Trennung der biologischen Reaktionen nicht abschrecken sollte, wenn wir bedenken, daß es in der Natur keine scharfen Grenzen gibt, sondern die Art dieser Störung und der ausgleichenden Reaktionen fließend ineinander übergehen.

über den nicht entzündlichen Pathien gekennzeichnet Wegen dieses stärkeren Umbaues hat Jores für dieselben den Ausdruck Metallaxie geprägt. Er hat gegen den Ausdruck Pathos eingewandt, daß derselbe nach meiner Definition Zustände umfaßt, in denen sich keine das biologische System weiter zerstörende Krankheitsprozesse abspielen. Da solche aber gerade in Schrumpfnieren vorkommen, so kann man Pathos nicht auf die Schrumpfniere anwenden. Vielleicht ist die Kürze des Ausdruckes schuld an diesem Mißverständnis. Der Ausdruck Pathos war im wesentlichen gebraucht im Gegensatz zum frisch entzündlichen Nosos. Wenn in einer genuinen oder sekundären Schrumpfniere frische entzündliche Prozesse oder frische Zerstörungen überhaupt zu finden sind, so handelt es sich meist um akute entzündliche Nachschübe oder Komplikationen, oder der erste Prozeß ist noch nicht ganz abgelaufen, bezw. fördert die physiologische Abnutzung des Organs. So kommt die Niere auch im Zustand des Pathos nicht ganz zur Ruhe, wie ich das schon früher gerade in dem von Jores zitierten Aufsatz hervorgehoben. Trotzdem überwiegt der mit dem Ausdruck Pathos gekennzeichnete Zustand, und von ihm ist daher auch der Name zu nehmen, umsomehr als er im Gegensatz zur Metallaxie auch die nicht mit Umbau des Organs verbundenen sonstigen chronischen Leidenszustände (chronischen Zirkulations-, Ernährungsstörungen usw.) umfaßt. Ich habe den Ausdruck Nephropathie in die später folgende Tabelle absichtlich eingesetzt, weil er allgemeine Zustimmung fand. Wer statt Nephropathie etwa Nephrose lesen will, mag das tun. Nur müssen wir bedenken, daß dieser Ausdruck von verschiedenen Autoren ganz verschieden gebraucht worden ist. Kollege v. Müller, der den Namen vorschlug, verstand darunter diejenigen Nierenleiden, die nicht entzündlicher Natur sind. Die genuinen Schrumpfnieren wären also ein Paradigma der Nephrose. Viele Nachfolger v. Müller's engten aber mißverständlicherweise den Namen Nephrose auf die metabolischen oder degenerativen Nephropathien ein. v. Müller's Antithese lautet: Nephrose—Nephritis, die meine Nephropathie—Nephritis, die der anderen bleibt lückenhaft. Nun haben aber alle Pathologen, die sich etwas mit der Geschichte der Medizin und den Grundsätzen der Nomenklatur vertraut gemacht haben, daraufhingewiesen, daß die Endigung „ose" eine ganz besondere Bedeutung hat, nämlich „voll von etwas sein" oder „in vermehrter Menge vorhanden sein", z. B. Amyloidose, Hyperinose, Leukozytose, Chalikose, Anthrakose, Hydronephrose. Nephrose würde für sich allein bedeuten „voll von Nierengewebe". Das von v. Müller betonte Bedürfnis nach einer schon durch die Benennung gegebenen Unterscheidung der nicht entzündlichen Leiden oder der aus der Entzündung hervorgegangenen chronischen Leidenszustände von den akut entzündlichen Prozessen muß anerkannt werden. Wir danken es ihm, wenn wir endlich zu einer klaren Nomenklatur kommen. Die Geschichte der Medizin gibt uns dazu in den Beispielen der Enzephalopathie, Myelopathie, Kardiopathie, das bequemste Mittel in die Hand, um die einfachen formalen, degenerativen und zirkulatorischen Störungen, z. B. die traumatische Erweichung des Gehirns, die senile Abnutzung des Rückenmarks, die arteriosklerotischen Folgezustände des Herzmuskels von der Enzephalitis, Myelitis, Myokarditis, zu trennen, welch letztere Namen noch immer mit Unrecht auf die allerverschiedensten nicht entzündlichen Prozesse angewandt werden. Wir werden daher den Namen Nephrose um so eher aufgeben und durch den geschichtlich begründeten Namen Nephropathie ersetzten dürfen als v. Müller selbst diese Umänderung, die ja ganz im Rahmen seiner Anregung bleibt, befürwortet.

Dem Vorschlag von Jores, für Entartungsvorgänge eine neue bis dahin ganz unbekannte und unableitbare Endigung zu prägen, kann ich nicht recht beistimmen, da diese nur eine Art der Nephropathien, nämlich die degenerativen umfassen soll. Will man diese mit einem Adjektiv hervorheben, so genügt degenerative Nephropathie vollkommen, z. B. degenerative Schrumpfnieren (Amyloidschrumpfnieren, Gichtschrumpfnieren), als Hauptwort genügt Nierendegeneration.

Gehen wir nun nach diesen Erläuterungen der Nomenklatur zu dem Schema über[1]), welches Ihnen eine Einteilung nach dem pathogenetischen Prinzip zeigt, so brauche ich über die Gruppe I kein Wort zu verlieren. Auch die Gruppe II bietet keine Schwierigkeiten. Nur die letzte Unterabteilung, die epitheliale oder parenchymatöse degenerative Schrumpfniere könnte zu Bedenken Veranlassung geben. Ich lasse hier den Streit, ob die Epithelschädigung auf einem rein degenerativen oder einem inflammatorischen Vorgang beruht, fort. Wir würden uns, solange wir uns nur an histologische Merkmale klammern, doch nicht einigen. Die Frage lautet vielmehr so: Kann auf dem Boden einer weitverbreiteten aber nahezu reinen Epithelschädigung eine Schrumpfniere entstehen oder nicht? Beim Menschen bilden solche Fälle seltene Ausnahmen. Experimentell ist ihr Vorkommen bei der Uran-Nephritis bewiesen. Es handelt sich im Prinzip um eine endgültige Blockierung der Übergangsstücke durch abgestorbenes Epithel, zu dessen Beseitigung die bindegewebigen Elemente der Nachbarschaft mobil gemacht werden. Das Resultat ist fleckweise Verödung dieser

1) Siehe Tafel.

Harnkanälchenabschnitte, die wiederum partielle „hydronephrotische", besser Obstruktions-Schrumpfungen des Rindenparenchyms zur Folge hat.

Wichtiger ist für uns die Gruppe III und darunter vor allem die angiosklerotische Schrumpfniere in ihren verschiedenen Formen. Ich komme damit zum Kapitel der genuinen Schrumpfniere. Das ist diejenige Schrumpfniere, über deren Entstehung seit Beginn der Nierenforschung die größten Unklarheiten bestehen, so daß ihre Abgrenzung gegen die sekundären Schrumpfnieren und ihre Stellung im System der Nierenerkrankungen überhaupt auf besondere Schwierigkeiten stieß. Während ursprünglich Bright im Jahre 1827 nur bestrebt war, bestimmte Fälle von Wassersucht mit Albuminurie in Beziehung zu den Nierenerkrankungen zu setzen und diese Nierenerkrankungen in verschiedene Gruppen teilte, ohne über die pathologischen Vorgänge in den Nieren sich genauer auszusprechen, wurden später, besonders durch Rayer (1840), die verschiedenen Nierenerkrankungen sämtlichst als entzündliche (néphrite albumineuse) angesehen. Frerichs (1851) unterscheidet bereits drei Stadien: das der Hyperämie, das der Exsudation und der fettig entarteten Epithelien und endlich das der Bindegewebsneubildung mit Ausgang in Atrophie des Organs.

Gegen diese einheitliche Auffassung aller Nierenerkrankungen wurden bald Bedenken geäußert. Traube trennte die Stauungssklerose, Rokitansky die Amyloidniere ab. Am wichtigsten aber ist, daß Johnson (1852) eine akute und eine chronische desquamative Nephritis unterscheidet, welch' letztere sich ohne vorausgegangene Schwellung als ein genuiner Schrumpfungsprozeß entwickeln soll. Dabei finden sich auch hyperplastische Verdickungen der kleinsten Arterien. Der ursprünglichen Auffassung von der entzündlichen primär desquamativen Nephritis, welche den Brightschen Nierenkrankheiten zugrunde liegen sollte, treten Baehr und Traube entgegen, welch' letzterer hauptsächlich auf die primären Bindegewebswucherungen Wert legt und zwei Formen der interstitiellen Nephritis unterscheidet, von denen die eine (sogen. zirkumkapsuläre Nephritis) vorwiegend chronisch verlaufen sollte. Virchow trennte den Morbus Brightii in drei Gruppen: solche, welche von den Gefäßen ausgeht (Amyloidniere), von den Epithelien (parenchymatöse Nephritis), vom interstitiellen Gewebe (indurative Form). Grainger-Stewart schließt sich dem an und trennt eine parenchymatöse Form von der Nierenschrumpfung. Er bezeichnet diese als Zirrhose der Niere. Auch Liebermeister (1864) vertritt die gleiche Anschauung für die genuine Schrumpfung und spricht von einer Zirrhose der Nieren. Und endlich haben Gull und

Sutton auf die Bedeutung der kleinen Nierenarterien hingewiesen, deren Adventitia krankhaft wuchern und das Nierengewebe erdrücken soll, bis schließlich auch das Lumen der Gefäße dadurch komprimiert wird. Sie halten diese Erkrankung für eine Teilerkrankung des ganzen Arteriensystems. Die Periarteriitis universalis ist für sie die Ursache des Morbus Brightii, der also ohne Beteiligung der Nieren existieren kann. Im gleichen Jahre (1872) äußert sich Johnson noch einmal zu dieser Frage und hält jetzt die Muskulatur für besonders verdickt. Aber nach seinen Abbildungen ist es gerade die Intima. 1875 trennt nun Bartels die primäre Nierenschrumpfung ganz scharf von der sekundären Schrumpfniere und benennt sie mit folgenden Namen: „Die interstitielle Entzündung oder Bindegewebsinduration der Nieren, die genuine Schrumpfung der Nieren, Granularatrophie der Nieren, Nierenzirrhose, Nierensklerose". Nach seinen anatomischen Schilderungen handelt es sich um die charakteristische, granulierte, stark geschrumpfte Niere, die Farbe bald mehr dunkelrotbraun, bald mehr weißgrau, die aber der typischen Verfettung, wie sie gerade bei der sekundären Schrumpfniere vorkommt, mehr oder weniger entbehrt. Bartels glaubt allerdings nicht, daß eine allgemeine Erkrankung des Arteriensystems diese Form der Schrumpfniere begleitet, schildert aber im übrigen die Erkrankung ausgezeichnet, insbesondere die Übergänge der noch relativ „gutartigen" zu den „bösartigen" Stadien. S. 395 schreibt er: „Ist aber der Schrumpfungsprozeß bis zu einer gewissen äußersten Grenze vorgeschritten, dann scheint der Urin unter keinen Umständen mehr eine den normalen Verhältnissen gleiche Dichtigkeit und Eigenschwere zu gewinnen." Auch berücksichtigt er (S. 419) bereits die Komplikationen diffus entzündlicher Prozesse mit schon bestehender Schrumpfniere, betont allerdings die Seltenheit dieses Vorkommens.

Während nun bei Bartels sich kein Unterschied zwischen den verschiedenen Formen der genuinen Schrumpfniere findet, tritt in neuerer Zeit das Bestreben hervor, anatomische Unterscheidungen zu machen. Zunächst muß betont werden, daß die Unklarheit über die Gefäßerkrankung, welche bei Johnson einerseits und Gull und Sutton andererseits herrscht, durch Ziegler beseitigt wurde, welcher 1880 den Begriff der arteriosklerotischen Schrumpfniere prägt: „Die Arteriosklerose ist eine der häufigsten Ursachen der Nierenschrumpfung und zwar nicht nur leichter, sondern auch der höchsten Grade. Ein nicht geringer Teil der kleinen roten Nieren ist infolge von Arteriosklerose geschrumpft. Vielleicht ist diese Sklerose auch an anderen Organen bemerkbar und die Nierenatrophie ist nur Teilerscheinung einer über den größten Teil des Körpers verbreiteten Erkrankung des Gefäßsystems." Er stellt sich also auf die Seite von Gull und Sutton. Auch betont er, ebenso wie Bartels, daß man ab und zu entzündliche Veränderungen finden kann: „Es ist sehr wahrscheinlich, daß es sich in solchen Fällen um eine Kombination von Arterienerkrankung mit infektiösen Prozessen oder um infektiöse Endokarditis handelt." Auch weist er schon auf die Beziehungen der idiopathischen Herzhypertrophie zu den Nierenerkrankungen hin. Endlich betont er den allmählichen Übergang der leichteren Form der Erkrankung in die schwerere: „Die arteriosklerotische Schrumpfniere ist es, welche so häufig, namentlich im höheren Alter, zuweilen schon in mittleren Jahren, sich allmählich und unvermerkt entwickelt, nur geringe Albuminurie hervorruft, zu Zeiten auch ohne Albuminurie verläuft, welche gleichwohl infolge ausgedehnter Verödung des sezernierenden Nierenparenchyms große Gefahren für den Träger birgt und nicht selten im höheren Grade der Erkrankung durch Insuffizienz der Nierentätigkeit zum Tode führt." Während aber Bartels die verschiedenen Formen der genuinen Nierenzirrhose für identisch erklärt hatte, trennt Ziegler von der kleinen roten Schrumpfniere die Granularatrophie, für welche er eine primäre interstitielle Entzündung als Ursache annimmt. Es ist das Verdienst von Jores, die rote Granularniere, welche der Granularatrophie Zieglers entspricht, auch unter die arteriosklerotischen Gefäßerkrankungen einbezogen zu haben. Was Ziegler unter kleiner roter Niere verstanden hat, ist schwer zu sagen, wahrscheinlich verstand er darunter die mehr glatten Schrumpfnieren, die zum Teil fälschlich als chronisch-parenchymatöse Nephritis bezeichnet worden waren. Ihm gebührt also das Verdienst, die Beziehungen dieser glatten Schrumpfniere zur Arteriosklerose festgestellt zu haben. Jores stellt drei Formen angiosklerotischer Schrumpfungen auf: 1. Eine glatte Schrumpfniere, 2. eine rote Granularniere (genuine interstitielle Nephritis) und 3. eine grobe arteriosklerotische Schrumpfniere. Später erkennt Jores die letzte Form, die Ziegler besonders betont hatte, als eine regelmäßige, wichtige und klinisch bedeutungsvolle Nierenläsion der Arteriosklerotiker nicht mehr an, sondern nur die rote Granularniere. Die Frage, welche seitdem die Forscher beschäftigt, ist die, wie weit diese drei Gruppen zusammengehören oder voneinander getrennt werden können. Dadurch, daß die verschiedenen Autoren die verschiedenen Gruppen, z. T. mit verschiedenen Namen, zusammenfassen, hat sich eine zunehmende Verwirrung in der Nomenklatur ergeben; ja der eine Autor deutet sogar die Nomenklatur des anderen Autors wieder in unrichtiger Weise aus. Was der Einzelne unter Granularatrophie, unter roter Granularniere, unter genuiner Schrumpfniere, unter chronischer interstitieller Nephritis, unter arteriosklerotischer Schrumpfniere verstehen will, ist schwer zu entscheiden. Da in der Tat Größe, Oberflächenbeschaffenheit und Farbe bei der genuinen Schrumpfniere, wie sie in erster Linie im Gegensatz zur sekundären Schrumpfniere genannt werden muß, außerordentlich wechseln, so ist die Unklarheit in der Bezeichnung sehr wohl zu verstehen. Während so anatomisch die Abgrenzung von glatter angiosklerotischer Schrumpfniere und granulierter angiosklerotischer Schrumpfniere und grob-arteriosklerotischer Schrumpfniere noch hin und her schwankt, ist ein neuer Anlaß zur Verwirrung dadurch bedingt worden, daß Volhard zwei klinisch verschiedene Formen von genuiner Schrumpfniere unterscheiden zu müssen glaubt. Er spricht darüber zuerst auf dem Kongreß für innere Medizin 1910. Bei den gutartigen Fällen tritt nur die Hypertonie und die Herzhypertrophie in den Vordergrund, während Albuminurie kaum zu bemerken ist, auch keine dauernde Polyurie. Ebenso fehlt Retinitis albuminurica und der Tod erfolgt fast nie an Urämie, sondern an Apoplexie oder Herzinsuffizienz. Das Ganze ist nach ihm keine Nieren-, sondern eine Gefäßerkrankung. Die Tatsache nun, daß neben den schweren Herzerscheinungen bei demselben Patienten auch Erscheinungen der Niereninsuffizienz auftreten, wie sie bei sekundärer entzündlicher Schrumpfniere zu beobachten sind, glaubt Volhard nur dadurch erklären zu können, daß zu dem angiosklerotischen Leiden noch eine Entzündung der Nieren hinzugekommen wäre. Wenn nun ältere Autoren, besonders Bartels und Ziegler, eine solche Möglichkeit für seltene Fälle zugegeben haben, glaubt Volhard das für etwas Häufiges hinstellen zu müssen. Er negiert damit gleichzeitig den Standpunkt von Bartels und Ziegler, daß die Arteriosklerose allein für sich zur Niereninsuffizienz führen kann. Eine anatomische Unterlage scheint diese Auffassung in anatomischen Beobachtungen zu finden, welche Fahr mitteilen konnte. Derselbe sah entzündliche Veränderungen an den Glomeruli in „malignen" Fällen. Sie bezeichnen daher diese Form als Kombinationsform, weil sie glauben, daß in der Tat ein entzündlicher Prozeß zu den Gefäßerkrankungen hinzugetreten sei. Während sie ursprünglich an eine exogene Ursache denken, lassen sie jetzt auch eine endogene Entstehung (Autointoxikation) gelten. Gegen diese Auffassung, daß es sich in den Fällen von genuiner Schrumpfniere, die an Niereninsuffizienz zugrunde gingen, um das Hinzutreten einer besonderen Glomeruluserkrankung handelt, daß also eine Kombinationsform im Sinne von Fahr und Volhard besteht, haben sich nun alle neueren Autoren gewandt. Dagegen besteht bei allen Untersuchungen

Übereinstimmung darüber, daß auch in äußerlich wenig oder gar nicht geschrumpften Nieren ausgebreitete Angiosklerose bestehen kann, die auch ihre Rückwirkung auf das Herz zeigt. Ziegler und Jores haben bereits solche Fälle angedeutet, Volhard hat sie besonders hervorgehoben und Gaskell hat die genauen histologischen Unterlagen für solche Fälle erbracht, so daß ein Zweifel an der Abhängigkeit der sogen. idiopathischen Herzhypertrophien von der genuinen Angiosklerose nicht mehr bestehen kann. Fraglich bleibt nur, ob es Fälle von idiopathischer Herzhypertrophie ohne genuine Angiosklerose gibt. Fraglich bleibt auch die letzte Ursache der genuinen Angiosklerose und die Abhängigkeit der Herzhypertrophie von dem Sitz der Angiosklerose, d. h. ob die Angiosklerose der Nierengefäße notwendig ist, um eine Herzhypertrophie auszulösen oder nicht.

Die Fragen, die jetzt zu besprechen sind, sind also die:

1. Kommen echte Komplikationen von angiosklerotischer Schrumpfniere mit echter entzündlicher Glomerulonephritis vor?
2. Sind die von Fahr beschriebenen Bilder der Glomeruluserkrankungen als echte exogen bedingte, selbständige, entzündliche Veränderungen aufzufassen?
3. Wenn nicht oder nicht in allen Fällen, spielen diese Glomerulusveränderungen überhaupt eine solche Rolle, um daraus die Niereninsuffizienz erklären zu können?
4. Wenn nicht, welche Formen von Angiosklerose gehören zusammen und welche lassen sich anatomisch und klinisch von einander trennen und wie können die klinischen Beobachtungen Volhard's in das Bild der zusammenhängenden angiosklerotischen Erkrankungen eingereiht werden. Handelt es sich um verschiedene Formen oder nur um verschiedene Stadien ein und derselben Erkrankung?
5. Gibt es reine Fälle hypertonischer Herzhypertrophie bei Erwachsenen ohne genuine Angiosklerose der Niere?

Auf diese Fragen läßt sich nach Ansicht der Pathologen Folgendes antworten:

1. Eine Komplikation von angiosklerotischen Schrumpfnieren mit echten entzündlichen, exogen bedingten Glomerulonephritiden kommt vor, ist aber selten (Komplikationsform).

2. Die von Fahr beschriebenen Bilder der Glomerulusveränderungen sind zum großen Teil als auf die Glomerulusschlingen fortschreitende angiosklerotische Prozesse mit ischiämischen Nekrosen einzelner Schlingen zu deuten (fortschreitender Charakter der

genuinen angiosklerotischen Schrumpfniere [Löhlein]). In anderen Fällen bleibt es zweifelhaft, wie weit eine durch endotoxische urämische Momente bedingte Glomerulitis vorliegt (urämisches Stadium der genuinen angiosklerotischen Schrumpfniere).

3. Die unter 2 genannten Glomerulusveränderungen in den genuinen angiosklerotischen Schrumpfnieren sind in der Regel zu gering, als daß sie ursächlich für die Niereninsuffizienz in Betracht kämen. Vielmehr kann die genuine Angiosklerose der Nierenarterien auch ohne solche Veränderungen zur völligen Niereninsuffizienz führen. Die urämischen Glomerulusveränderungen sind ein Symptom der Niereninsuffizienz, nicht ihre Ursache.

4. Es ist die senile Form, bei welcher das System der größeren und mittleren Arterien erkrankt ist, und bei welcher keine Hypertonie besteht, von der genuinen hypertonischen Form, bei welcher die kleinen und präkapillaren Arterien (die Arteriolen) erkrankt sind, zu trennen. Bei der ersteren überwiegt die herdförmige, bei der letzteren die fleckförmige oder diffuse Anordnung. Natürlich gibt es Mischformen zwischen seniler und genuiner Angiosklerose der Nieren. Anatomisch kann man bei der genuinen Angiosklerose der Niere eine mehr glatte und eine mehr granuläre Atrophie unterscheiden. Dem zirrhotischen Stadium geht ein präzirrhotisches voraus. Letzteres ist besonders wichtig, weil es früher vielfach übersehen, die schwere Nierengefäßerkrankung nicht erkannt und die in solchen Fällen bestehende ausgesprochene Herzhypertrophie fälschlich als „idiopathische" Hypertrophie angesprochen wurde. Funktionell kann man das Stadium der Anpassung von dem Stadium der Insuffizienz unterscheiden. Was verstehen wir unter Anpassung? Die genügende Ausscheidung des Wassers und der Stoffwechselprodukte durch die Nieren trotz der Einengung des zum Filterapparat führenden Röhrensystems. Jede Zurückhaltung von exkretorischen Stoffen, die sonst auf dem Wege der Nieren den Körper verlassen, bewirken reflektorisch eine entsprechend vermehrte Durchblutung der Nieren. Zunächst genügt dazu die ad maximum zunehmende Erweiterung der Nierengefäße. Sinkt aber der Gesamtquerschnitt des Nierenfilters oder, was dasselbe sagen will, des zuführenden Röhrensystems auf ein bestimmtes Maß herab, so kann die nötige Beschleunigung des Blutstromes nur durch Druckerhöhung im Aortensystem bewirkt werden. An die maximale Erweiterung der Nierenarterien muß sich durch weitere Zurückhaltung der Exkretionsstoffe oder auf eine andere uns noch unbekannte Weise eine reflektorische Spannungserhöhung im peripheren Arteriengebiet anschließen, da die Aorta von sich aus als

wesentlich elastisches Rohr keine nennenswerte Druckerhöhung durch Wandanspannung erzielen kann. Durch diese erhöhte Blutdurchströmung wird die Wasserausscheidung auf das nötige Quantum gebracht (Pseudonormalurie). Da aber mit der Verkleinerung des Filters auch eine Verkürzung des tubulären Ausschwitzungsapparates einhergeht, muß diese verkürzte Strecke von der gleichen Menge Flüssigkeit pro die in einer gegenüber der Norm wesentlich erhöhten Geschwindigkeit durchspült werden. Darunter leidet die Auswaschung derjenigen Exkretionsstoffe, welche den Körper durch die Nierenepithelien verlassen. Eine genügende Auswaschung wird nur dann zustande kommen, wenn die in erhöhter Geschwindigkeit hindurchströmende Flüssigkeit auch der Menge nach eine Erhöhung erfährt. So steigt, ebenfalls reflektorisch bedingt, die Blutdurchströmung der Nieren noch weiter an, die Anforderungen an das Herz werden größer und größer. Das Ergebnis ist die Polyurie, das Zeichen der vollendeten Anpassung, der erhöhten Tätigkeit der noch arbeitsfähigen Gefäße, nicht das der Überempfindlichkeit geschädigter Gefäße, wie das von Seiten Schlayer's angenommen wird.

Kann das Herz der vermehrten Inanspruchnahme nicht nachkommen, so kommt es zur Herzinsuffizienz, können die unter dem zunehmenden Druck und der Plasmaeinpressung leidenden Gefäße nicht standhalten, so kommt es zur Apoplexie, d. h. zum Stadium der kardiovaskulären Insuffizienz. Kann die Niere aber trotz aller erhöhten Durchblutung, oder erst infolge abnehmender Herzkraft nicht mehr alle Schlacken abgeben, so kommt es zum Stadium der renalen Insuffizienz mit allgemeiner Cholesterinsteatose (präurämisches Stadium, Retinitis albuminurica, Urämie). Zweifellos lassen sich nun zwischen den verschiedenen Stadien der genuinen angiosklerotischen Nierenerkrankung keine scharfen Grenzen ziehen, auch das Tempo, in welchem die Erkrankung fortschreitet, kann ganz verschieden sein. So ist es verständlich, daß in einigen Fällen mit langsamem Fortschreiten des Prozesses ein relativ hohes Alter erreicht wird und der Tod durch Apoplexie den Abschluß bildet, während in anderen Fällen durch das mehr diffuse und gleichzeitig schnelle Fortschreiten, wie es sich histologisch in den akut ischiämischen Veränderungen der Glomerulusschlingen dokumentieren kann, die renale Insuffizienz frühzeitig herbeigeführt wird. Das sind aber keine verschiedenen Formen von Nierenerkrankungen, sondern nur Verschiedenheiten in der Schnelligkeit, mit welcher sich die Stadien der Erkrankung entwickeln. Will man für ein solches schnelleres Fortschreiten des Prozesses einen Namen prägen, so kann man mit Löhlein von einem progredienten

Charakter sprechen. Dabei schieben sich oft beide Stadien ineinander und auch im Stadium der renalen Insuffizienz kann der Tod noch an kardiovaskulärer Insuffizienz erfolgen.

Zwei verschiedenen Formen der genuinen Angiosklerose der Nieren, eine sogenannte benigne und eine sogenannte maligne, können also, wenn man die Gesamterkrankung des Individuums ins Auge fasst, und das ist für den Praktiker die Hauptsache, nicht anerkannt werden. Noch viel weniger kann man von benigner und maligner Form der Hypertonie sprechen. Wie kann eine Hypertonie benigne sein, die durch plötzliche Apoplexie jederzeit zum Tode führen kann!

Als wertvolles Ergebnis der Fahr-Volhard'schen Untersuchung bleibt aber der von Fahr und Volhard geführte Nachweis der relativen Häufigkeit besonderer reparativer oder inflammatorischer Veränderungen an den Glomeruli in Fällen von Urämie bestehen, und ihr Studium im Einzelfall verdient auch weiterhin unser regstes Interesse. Aber so wichtig sie für uns als ein Symptom besonderer Progredienz des Prozesses oder bereits eingetretener renaler Insuffizienz (Urämie) sein können, so wenig kommt ihnen eine entscheidende kausale Bedeutung für die renale Insuffizienz zu.

5. Die Frage nach der Existenz einer hypertonischen Herzhypertrophie bei Erwachsenen ohne genuine Angiosklerose der Nieren muß bejaht werden. Damit ist gleichzeitig gesagt, daß die Hypertonie die verschiedensten Ursachen haben kann. Daß sie die Folge von Erkrankungen des Nierenfilters sein kann, ist nach den Beobachtungen an den Fällen von sekundärer Schrumpfniere (glomerulärer Schrumpfniere) sicher gestellt. Welche Ursache der genuinen Hypertonie ohne Angiosklerose der Nierenarterie zu Grunde liegt, ist uns bisher ganz unbekannt. Nur Vermutungen sind möglich. Auch bezüglich der Pathogenese wissen wir nichts. Hier hat vorläufig der Kliniker allein das Wort.

Wenden wir uns nun der letzten Gruppe, nämlich der entzündlichen Schrumpfniere zu, so ist die erste derselben bereits oben unter der parenchymatösen oder tubulär-degenerativen Nephrozirrhose besprochen.

Daß die zweite Form, die glomeruläre Schrumpfniere (auch glomerulär-tubuläre Schrumpfniere im Gegensatz zur rein tubulären Schrumpfniere genannt), die Hauptform aller entzündlichen Schrumpfnieren darstellt, braucht nach den Untersuchungen von Klebs, Langhans, Nauwerck und insbesondere denen von Löhlein nicht mehr besonders betont zu werden. Wohl aber kann die Frage entstehen, ob auch aus der zuerst von Löhlein beschriebenen herdförmigen Glomerulonephritis bei ulzeröser Thromboendokarditis das Bild der glomerulären Schrumpfniere, also eine sekundäre Schrumpfniere entstehen kann. Nach den Untersuchungen von Libmann und Baehr, sowie nach eigenen Beobachtungen muß ich die Frage bejahen. Ich verweile noch kurz bei den interstitiellen Schrumpfnieren. Kann z. B. aus der sogenannten lymphozytär-exsudativen Form der Scharlachnephritis eine typische Schrumpfniere hervorgehen? Früher war das die allgemein verbreitete Ansicht. Erst die neuen Untersuchungen haben berechtigte Zweifel wachgerufen. Genügende Beweise liegen jedenfalls nicht vor, und die Fälle sind, wenn sie überhaupt vorkommen, selten. Ribbert's neuester Versuch, die Gefäßveränderungen der genuinen angiosklerotischen Schrumpfniere auf eine primär entzündliche Veränderung der adventitiellen Lymphgefäße zurückzuführen, muß mangels genügender Beweise und der Unstimmigkeit mit den Bildern frühester Angiosklerose im präzirrhotischen Stadium, wo alle entzündlichen Veränderungen der Gefäßscheiden fehlen, zurückgewiesen werden. Auch erklärt seine Darstellung die intergranuläre Form der Schrumpfung nicht besser als die vaskuläre Theorie.

Auf die übrigen Formen der Tabelle brauche ich als selbstverständlich nicht weiter einzugehen. Wohl aber entsteht für den pathologischen Anatomen und Physiologen noch die Frage, wie weit er die verschiedenen Störungen der Nierenfunktion morphologisch voneinander trennen oder überhaupt erkennen kann. Ich möchte mich in dieser Beziehung nicht dem ablehnenden Standpunkt derjenigen anschließen, welche die Diskussion über Beziehungen bestimmter Struktureinheiten zu bestimmten Funktionen für verfrüht und unfruchtbar halten. Gerade die letzten Jahre haben uns auf Grund feinerer histologischer Differenzierungen, sowie experimenteller Arbeiten einen viel tieferen Einblick in das funktionelle Getriebe des Nierensystems ermöglicht, so daß wir, wenn auch mit der nötigen Vorsicht, folgende Einheiten unterscheiden können: die Zuflußbahn, das sind die Gefäße, den Filterapparat, d. h. die Glomeruli samt Kapseln, für deren selbständige Funktion ihre Entwicklungsgeschichte in der Reihe der Vertebraten spricht, den Ausschwitzungs- oder Sekretionsapparat, das sind die Hauptstücke, den Aufsaugungsapparat, das sind die von besonders starken venösen Netzen umsponnenen Schleifen und Schaltstücke, die Ableitungsbahn, d. h. die Sammelröhren, alle Systeme zusammengefaßt durch die bindegewebige Gerüstsubstanz.

Auf eine genauere Schilderung der einzelnen Systeme und besonders der sie verbindenden Zwischenstücke und der ihnen zukommenden spezifischen und gemeinsamen Funktionen kann ich hier nicht eingehen. Nur müssen wir uns bewußt bleiben, daß gerade die

Experimentalpathologie die Frage, ob bestimmte Stoffe (Wasser, Salze, Farbstoffe usw.) entweder in den Glomeruli oder in den Tubuli ausgeschieden werden, in dem Sinne gelöst hat, daß die Ausscheidung in beide geschieht, aber unter Bevorzugung bald des einen, bald des anderen Systems. Sind also der scharfen Trennung bestimmte Grenzen gesetzt, so dürfen wir doch die unterscheidenden Merkmale nicht übersehen, sondern müssen sie als das Wichtigste immer berücksichtigen. Und die pathologisch - histologische Forschung zeigt uns, daß in der Tat die einzelnen Systeme, wenigstens primär, nahezu isoliert erkranken können und erst sekundär zu Schädigung anderer Systeme führen. Es ist daher der Wunsch der pathologischen Anatomen sehr begreiflich, daß die pathologisch-physiologische Forschung, insbesondere die experimentelle auf diese schärfere Trennung Rücksicht nimmt, und daß beide Disziplinen sich bemühen, unseren Kenntnissen über die funktionellen Differenzierungen im Bau der Niere gerecht zu werden. Die klinisch - experimentelle Pathologie darf nicht ihre eigene Sprache sprechen, die zwischen Gefäßen und Glomeruli, zwischen Hauptstücken und Schleifen und Sammelröhren keinen Unterschied macht, sondern die funktionell so völlig verschiedenen Systeme auf der einen Seite als vaskuläre, auf der anderen Seite als tubuläre in einer irreführenden Weise zusammenfaßt. Die wertvollen Resultate der experimentellen pathologischen Physiologie des Nierensystems, wie sie besonders von Schlayer in umfangreichen, mit originellen Methoden durchgeführten Arbeiten vorgelegt worden sind, würden uns noch mehr fördern, wenn auf die Morphologie die gebührende Rücksicht genommen würde. Bei einer solchen Berücksichtigung würden sich für manche anscheinenden Widersprüche zwischen den experimentellen Ergebnissen und den Beobachtungen am Menschen ganz andere und wohl zutreffendere Erklärungen finden lassen, als sie von Schlayer gegeben worden sind. Diese Bemerkungen wollen in keiner Weise den Wert der funktionell-experimentellen Forschung herabsetzen, im Gegenteil, sie wollen nur ein Ausdruck des Wunsches sein, daß gemeinsame Arbeit die von uns allen erwünschte Klarheit in die so verwirrenden Bilder der Nierenpathologie bringt. Zu einer solchen gemeinsamen Arbeit bedarf es aber vor allem einer allgemein verständlichen Nomenklatur der überhaupt als typische Krankheitsbilder anerkannten Nierenleiden des Menschen. Solange diese fehlt, reden wir viel zu viel aneinander vorbei. Wird eine solche, wie sie heute unserem engeren Kreise nach eingehender Vorbesprechung auf der Grundlage der Pathogenese vorgelegt wird, allgemein angenommen, so ist damit der Weg zur fruchtbaren Zusammenarbeit frei.

Anmerkung: Folgender Abschnitt des am 2. Oktober 1916 in Heidelberg erstatteten Referates sollte am Nachmittag des Verhandlungstages vorgetragen und erörtert werden. Beides unterblieb an Zeitmangel. Die Wiedergabe des Referatsschlusses erfolgt an dieser Stelle, weil eine Darlegung der vorhandenen, in erster Linie durch die unklare Nomenklatur bedingten Widersprüche zwischen morphologischer und klinischer Forschung die notwendige Voraussetzung einer wirklich nutzbringenden zukünftigen Diskussion ist:

Was uns Anatomen am meisten hindert, den Schlayerschen Erklärungen zu folgen, ist die grobe Einteilung in vaskuläre und tubuläre Nephritiden. Wir stoßen uns an dem die Gefäße und Glomeruli nicht trennenden Worte „vaskulär" und der mißbräuchlichen Anwendung des Wortes „Nephritis". Es gibt nur ganz wenige Beispiele für eine vaskuläre, d. h. an den eigentlichen Gefäßen lokalisierte Nierenentzündung. Für die klinische Nierenforschung kommen diese gar nicht in Betracht. Allerdings identifiziert Schlayer in seinen zusammenfassenden Darstellungen über die klinische Nierenforschung ohne weiteres die „vaskuläre Nephritis" mit der beim Menschen allein in Betracht kommenden Glomerulonephritis, überträgt also die Ergebnisse seiner Gefäßvergiftungen auf die Glomeruluserkrankungen. An seinen „gefäßvergifteten" Tieren kann er vielleicht die Gefäße, aber nicht die Glomeruli prüfen. Denn Kantharidin und Arsen erzeugen keine Glomerulonephritis. Nur mit Uran kann man eine typische, herdförmige Glomerulonephritis erzielen. Es sind also die Unterlagen, auf denen Schlayer die Prüfungsmethoden für seine vaskulären und tubulären Nephritiden aufbaut, in Wirklichkeit unsicher, und ihre Übertragung auf den Menschen deswegen widerspruchsvoll, weil es sich beim Menschen um ganz andere Erkrankungen als beim Tier handelt. So überträgt Schlayer seine Beobachtungen bei der experimentellen vaskulären Nephritis auch auf die genuine angiosklerotische Schrumpfniere des Menschen, die ja gar keine vaskuläre Nephritis nach unserer Auffassung ist. Daher kommt er auch zu sehr merkwürdigen Schlußfolgerungen. Schlayer geht von der Tatsache aus, daß bei vaskulär vergifteten Tieren mit abnehmender Erregbarkeit des Gefäßsystems (Oligurie) der Milchzucker eine Verlangsamung der Ausscheidung erfährt. Da er letzteres Phänomen auch bei menschlichen Krankheitsfällen von genuiner Schrumpfniere fand, bei denen aber im Gegensatz zum Tierexperiment die bestehende Polyurie auf eine besondere lebhafte Erregbarkeit der Gefäße schließen ließ, so kommt er zu dem Schluß, daß hier eine Überempfindlichkeit noch geschädigter Gefäße vorliegt. Während im Tierexperiment Überempfindlichkeit und eine die Milchzuckerausscheidung verzögernde Schädigung der Gefäße sich gegenseitig ausschließen, sollen sie beim Menschen kombiniert vorkommen. Da nun bei der genuinen angiosklerotischen Schrumpfniere nach allen pathologisch-anatomischen Beobachtungen das noch erhaltene Nierengefäßsystem besonders kräftig arbeitet, so muß der Schlayersche Befund vielmehr so gedeutet werden, daß die kompensatorisch arbeitenden Nierenteile zwar die körpereigenen Stoffe leidlich auszuscheiden wissen, aber es noch nicht gelernt haben, den Milchzucker gleich gut auszuscheiden. Damit wird das Problem der Milchzuckerausscheidung unter normalen und pathologischen Verhältnissen in ein ganz anderes Licht gerückt.

Additional material from *Über die Benennung der chronischen Nierenleiden*, ISBN 978-3-662-34757-7, is available at http://extras.springer.com

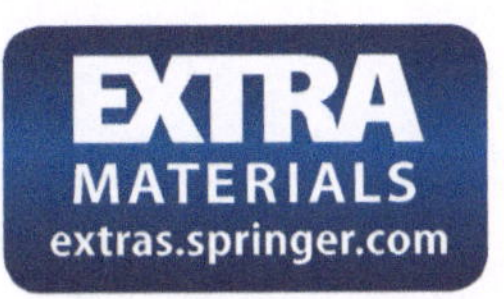

II.

Bezeichnung und Begriffsbestimmung auf dem Gebiet der Nierenkrankheiten.[1])

Von

Friedrich Müller, München.

Es ist die Aufgabe unserer heutigen Versammlung, daß wir uns untereinander verständigen, die Meinungsverschiedenheiten klarlegen und uns womöglich auf positiver Grundlage einigen. Wenn wir uns gegenseitig verstehen wollen, müssen wir eine gemeinschaftliche Sprache sprechen, und es wird sich zu diesem Zwecke empfehlen, daß wir, wo irgend möglich, die deutsche Sprache gebrauchen, denn in dieser pflegen wir die klaren und eindeutigen Begriffe auszudrücken, während das Fremdwort häufig dazu dient, um einer noch unfertigen Vorstellung den Anschein eines Begriffes zu verleihen. Man kann dagegen einwenden, daß in der wissenschaftlichen Medizin die griechische und lateinische Bezeichnung die Regel und international verständlich sei. Aber soll z. B. das Wort Nephrosklerose wirklich wissenschaftlicher sein als die deutsche Bezeichnung Schrumpfniere? Wenn man „Nephritis" korrekt mit Nierenentzündung übersetzt hätte, so wäre man nicht leicht in Versuchung gekommen, Krankheitszustände damit zu bezeichnen, welche mit einer Entzündung nicht das geringste zu tun haben, sondern rein degenerativer Art sind. Wenn wir statt akuter und chronischer Nephritis von einer rasch oder schleichend beginnenden Nierenkrankheit oder langandauernden und bleibenden Nierenschädigungen sprechen, so ist damit die Verwirrung beseitigt, welche darin liegt, daß man von einer akut begonnenen Scharlachniere behauptet, sie sei in eine chronische Nephritis übergegangen, während sie tatsächlich unheilbare Schäden und eine dauernde Verödung der Niere hinterließ.

Die Namen müssen aber auch für jedermann leicht verständlich sein: wenn z. B. Fahr und Volhard eine „Mischform" und eine

---

1) Referat für die Sitzung in Heidelberg am 2. Oktober 1916.

„Kombinationsform“ aufstellen, so sind diese Bezeichnungen nur demjenigen verständlich, der die Arbeiten dieser Autoren gelesen hat und sich dessen erinnert, daß sie unter der Mischform eine Kombination von Glomerulus- und Tubuluserkrankung verstehen, während sie unter Kombinationsform das gleichzeitige Vorhandensein arteriosklerotischer und entzündlicher Vorgänge annehmen. Es ist ferner zu vermeiden, einen klinischen Begriff mit einem Namen aus der pathologischen Anatomie zu bezeichnen, der ihn nicht deckt. Im ärztlichen Sprachgebrauch versteht man unter parenchymatöser Nephritis eine chronische, mit Wassersucht und hoher Eiweißausscheidung einhergehende Nierenerkrankung, ohne sich darum zu bekümmern, was man unter Parenchym zu verstehen hat und ob die Erkrankung nur auf die Harnkanälchen oder, wie dies oft der Fall ist, auch auf die Glomeruli ausgedehnt ist. Kein Arzt würde jene Parenchymerkrankungen der Niere, welche ohne Hydrops verlaufen, als parenchymatöse Nephritis bezeichnen. Schließlich muss verlangt werden, daß der Name den Gegenstand klar und eindeutig beschreibt, daß er auf kontrollierbaren Tatsachen und nicht auf Hypothesen beruht. Wenn z. B. Schlayer eine tubuläre und eine vaskuläre Nierenerkrankung unterscheidet, so versteht er darunter nicht solche, bei welchen anatomisch eine Erkrankung der Harnkanälchen oder der Nierengefäße nachweisbar ist, sondern er legt diesen morphologischen Bezeichnungen Anschauungen zugrunde, die er sich bei seinen Tierexperimenten über die Funktion der Harnkanälchen und der Glomeruluskapillaren gebildet hat, Anschauungen, die er selbst schon modifiziert hat und deren Berechtigung wenigstens für den Menschen nicht allgemein anerkannt ist. Die Bezeichnung tubuläre und vaskuläre Nierenerkrankung gibt auch deshalb zu Mißverständnissen Veranlassung, weil der Unbefangene unter der letzteren die auf anatomischen Gefäßveränderungen, z. B. auf Arteriosklerose beruhenden Nierenerkrankungen verstehen kann und weil der Ausdruck tubulär von Aufrecht[1]) für die Epithelveränderung der Contorti im Gegensatz zur vaskulären Erkrankung der Glomeruli und ihrer Vasa afferentia gebraucht worden ist. Alten eingebürgerten Namen sollte nicht plötzlich ein anderer Inhalt untergelegt werden, so sollte u. a. die Bezeichnung genuine Schrumpfniere nicht mit der Volhard'schen Kombinationsform identifiziert werden, nachdem Bartels im Gegensatz zur sekundären Schrumpfniere als genuin alle diejenigen bezeichnet hat, welche sich schleichend und ohne vorausgegangene akute Krank-

---

1) Aufrecht, Zum Nachweis zweier Nephritisarten. Deutsches Arch. f. klin. Med. Bd. 53. S. 531. 1894.

heit entwickeln. Man wird im selben Sinne den Ausdruck genuin auch auf jene chronischen Formen der hydropischen Nierenerkrankungen anwenden dürfen, die sich schleichend und ohne nachweisbare Ursache einstellen. Der Begriff der Bright'schen Krankheit ist neuerdings in viel weiterem Sinne angewandt worden, als dies der von R. Bright[1]) aufgestellten klassischen Trias entsprach, nämlich auf das ganze Gebiet der doppelseitigen hämatogenen und vasogenen Nierenerkrankungen. Man wird diesen Namen wohl am besten ganz fallen lassen, da eine Einheitlichkeit über seine Bedeutung und Abgrenzung nicht zu erzielen ist.

Soviel über die Grundsätze zur Namengebung. Davon zu trennen ist unsere zweite Aufgabe, die darin besteht, für das große Gebiet der Nierenerkrankungen eine Einteilung zu schaffen, welche womöglich sowohl von den pathologisch-anatomischen als auch von den klinischen Lehrbüchern angewandt werden kann. Es soll ein Rahmen geschaffen werden mit Unterabteilungen, in welchen wir die verschiedenen Formen ohne Zwang registrieren können.

Es erhebt sich nun die schwierige Frage, nach welchem System wir diese Einteilung vornehmen sollen. Am besten wäre es, wir könnten das ätiologische Prinzip zugrunde legen, also von den Ursachen ausgehen, wie dies auch H. Strauß in seinen beiden jüngst erschienenen Büchern[2]) mit gutem Erfolg durchgeführt hat. In der Tat wird man mit dem Ausdruck Scharlachniere, Bleiniere, Gichtniere, Schwangerschaftsniere, postanginöse Nierenerkrankung u. s. f. meist einen ganz konkreten Begriff verbinden. Aber es erheben sich gewisse Schwierigkeiten, weil z. B. die Nierenerkrankung nach Scharlach einmal mehr als akute Glomerulusentzündungen und ein anderes Mal (wie ich Ihnen am Präparat zeigen kann) als ein vorwiegend interstitiell und herdweise verlaufender Infiltrationsprozeß sich darstellen kann, oder weil bei Syphilis bald eine akute, mit schwerem Hydrops und ungewöhnlich hoher Eiweißausscheidung einhergehende, vorwiegend tubuläre Nierenerkrankung auftreten kann, bald aber auch im späteren Verlauf eine schleichend und unheilbare arteriosklerotische Schrumpfniere. Vor allem ist aber das ätiologische Prinzip für eine lehrbuchmäßige Klassifizierung deshalb schlecht brauchbar, weil man bei einer

1) Richard Bright, Die Erkrankungen der Niere 1827 u. 1836. Herausgegeben von Erich Ebstein. Sammlung: Klassiker der Medizin, herausgegeben von M. Sudhoff. 1916.

2) H. Strauß, Die Nephritiden. Urban & Schwarzenberg. 1916. — Die akuten Nephritiden in Kraus-Brugsch. Spezielle Pathologie und Therapie innerer Krankheiten.

sehr großen Zahl von Nierenerkrankungen die Ursachen nicht kennt und weil die kryptogenetischen Fälle bei dieser Einteilung keinen Platz finden würden. So wissen wir nichts über die Ätiologie der genuinen chronischen hydropischen Nierenerkrankungen und ebensowenig über die Ursache der Kriegsniere; der eine hält sie für eine Erkältungsfolge, der andere für eine Infektionskrankheit, beide halten fest an ihrer Überzeugung, können sie aber nicht beweisen. Für eine Einteilung brauchen wir aber eine sicher beweisbare Grundlage. Das hindert nicht, daß wir in jenen Fällen, wo uns die Ursache bekannt ist, die Ätiologie in die Bezeichnung mit aufnehmen.

Dem Kliniker liegt es nahe, die Symptome, also die Funktionsstörungen, zur Grundlage seiner Einteilung zu wählen, und wir könnten dann unterscheiden zwischen den hydropischen und anhydropischen Nierenkrankheiten, zwischen denjenigen mit und ohne Störung der Stickstoffausscheidung, also den hypazoturischen und den nomazoturischen (weil bei ihnen die Stickstoffausscheidung gesetzmäßig, nach dem Nomos verläuft), dann die Nierenkrankheiten mit Störungen der Salzausscheidung, den hypohalurischen und nomohalurischen, sowie diejenigen mit und ohne Störung der Wasserausscheidung, sowie der Fähigkeit, einen konzentrierten Harn zu bereiten; ferner zwischen denjenigen, welche mit und ohne Blutdrucksteigerung, mit und ohne Urämiegefahr verlaufen. Die Aufzählung dieser funktionellen Unterschiede zeigt schon, daß man sie niemals zu einer lehrbuchmäßigen Systematisierung verwenden kann, denn sie ordnen sich einander nicht unter, sondern kombinieren sich in jeder nur denkbaren Weise nach dem Gesetz der Kombinationen und Permutationen. Auch decken sich die Störungen der einzelnen Partiarfunktionen der Niere keineswegs mit bestimmten pathologisch-histologischen Veränderungen der Niere, so daß sich bei dieser Art der Einteilung niemals eine Übereinstimmung mit der pathologischen Anatomie erzielen lassen würde. Wenn wir also die Funktionsstörungen zur Klassifizierung nicht gebrauchen können, so ist damit nicht gesagt, daß der Arzt sie nicht zur Charakterisierung des Einzelfalles im klinischen Sinne verwenden sollte. In der Tat wird er einen Fall am erschöpfendsten bezeichnen, wenn er z. B. die Kriegsniere als eine kryptogenetische, rasch entstandene hydropische hämorrhagische Nierenerkrankung nennt.

Auch die Unterscheidung zwischen entzündlichen und nicht entzündlichen Nierenkrankheiten läßt sich nicht strikte durchführen. Einmal deshalb, weil auch bei den eigentlich entzündlichen Nierenerkrankungen die klinischen Zeichen einer Entzündung (Temperatursteigerung, Nierenschmerzen, charakteristische Zellbeimengungen im

Harn) häufig im Stiche lassen, und vor allem aus dem Grunde, weil sich auf dem Gebiet der pathologischen Histologie, wie die Erörterungen der letzten Jahre gezeigt haben, keine Einigung darüber erzielen läßt, welche histologischen Veränderungen als bezeichnend für eine Entzündung angesehen werden sollen. Schließlich wirken manche Schädlichkeiten auf die Glomeruli mehr im Sinne einer Entzündung, während sie an den Epithelien der Harnkanälchen nur Degenerationserscheinungen hervorrufen.

Seit den Zeiten von Frerichs und Bartels unterscheiden wir klinisch die akuten von den chronischen Nierenerkrankungen. Auch diese Unterscheidung ist als Prinzip meines Erachtens nicht durchführbar, weil dabei die große Gruppe der hydropischen Nierenerkrankungen mit unbekanntem Beginn in der Luft steht. Die Krankheit wird plötzlich entdeckt, es bleibt aber dem Arzt meistens unbekannt, ob sie sich schleichend schon seit Monaten und Jahren oder rasch entwickelt hatte. Wie oft können wir bei einem ausgeprägten Fall von chronischer Glomeruluserkrankung oder Schrumpfniere weder klinisch noch selbst pathologisch-anatomisch unterscheiden, ob er sich im Anschluß an eine vor vielen Jahren überstandene und vielleicht vergessene Skarlatina und Angina entwickelt hat oder ob er als genuine Schrumpfniere aus einer Arteriolenerkrankung oder einer chronischen Intoxikation hervorgegangen ist.

Der pathologische Anatom wird geneigt sein, seine Einteilung auf den morphologischen Veränderungen aufzubauen, früher nach dem makroskopischen Verhalten (große weiße Niere, bunte Niere, rote und weiße Schrumpfniere) und jetzt auf Grund der feineren Histologie. Er wird also u. a. die Schrumpfniere als eine besondere Form aufstellen, während sie das Endstadium prinzipiell verschiedener Prozesse darstellen kann. Die rein morphologische Klassifizierung stößt ferner deswegen auf Schwierigkeiten, weil es dem Arzt am Lebenden oft nicht möglich ist, den pathologisch-anatomischen Befund vorauszusagen und weil er sich bei der Bezeichnung seiner Fälle an die für ihn nachweisbaren klinischen Symptome und Ursachen halten muß.

Angesichts dieser Schwierigkeiten haben Aschoff, Krehl und ich uns dahin verständigt, daß wir das pathogenetische Prinzip zur Einteilung empfehlen wollen, und zwar verstehen wir unter Pathogenese nicht etwa die Krankheitsursache, sondern den Beginn und den Weg des krankhaften Geschehens in der Niere. Wir gehen also von dem System aus, von welchem das krankhafte Geschehen in der Niere seinen Ausgang nimmt.

Dementsprechend werden zunächst diejenigen Nierenkrankheiten zu unterscheiden sein, welche vom Nierenbecken aus, also aufsteigend, auf die Niere übergreifen, und diesen werden jene gegenüberzustellen sein, welche vom Blut und vom Gefäßsystem aus absteigend die Nieren in Mitleidenschaft ziehen und dementsprechend meist beide Nieren ergreifen.

Zu den **aszendierenden Nierenkrankheiten** gehören die Hydronephrosen und überhaupt alle diejenigen Zustände, bei welchen durch eine Stauung des Harns eine Schädigung des Nierengewebes zustande kommt, also jene Stauungen, die durch Steine, Narben und Prostatahypertrophie[1]) erzeugt werden. Die pathologisch-anatomischen Veränderungen bei den vom Nierenbecken ausgehenden Harnstauungen sind sowohl für den Menschen als auch im Tierexperiment [u. a. durch Rautenberg[2])] gründlich studiert worden und lassen sich dahin zusammenfassen, daß zunächst eine Erweiterung, dann Verengerung und Schwund der Harnkanälchen mit Schädigung ihrer Epithelien auftritt. Die Glomeruli leiden relativ entschieden weniger, die Glomerulusschlingen sind in der Mehrzahl gut erhalten und gut mit Blut gefüllt, zu einem kleineren Teil hyalin verändert, der Kapselraum ist meist frei, nicht selten erweitert, die Kapsel selbst oft verdickt, das interstitielle Gewebe z. T. sehr kernreich und kleinzellig infiltriert. Die geringe Beteiligung der Glomeruli, welche u. a. von Aschoff in seinem Lehrbuch durch eine Abbildung veranschaulicht und auch von Rautenberg hervorgehoben wird, ist deswegen von Interesse, weil bei der Hydronephrose ganz bedeutende Blutdrucksteigerungen vorkommen können. Ich habe bei einer Frau, deren eine Niere wegen Pyonephrose operativ entfernt war und deren andere Niere auch durch eitrige Pyelitis verändert war, die höchste Blutdrucksteigerung gemessen, die mir überhaupt vorgekommen ist, nämlich 336 mm Quecksilber. Die

---

1) Der Ausdruck Prostatahypertrophie ist in diesen Fällen nicht ganz korrekt, da es sich gewöhnlich nicht um eine echte Hypertrophie, sondern vielmehr um eine geschwulstartige Bildung handelt, die bald mehr den Charakter eines Myoms oder eines Adenoms darbietet. Diese meist median gelegenen Zapfen erinnern in gewissem Sinne an die Uterusmyome, mit denen sie auch die Eigentümlichkeit gemeinsam haben, daß sie mit Störungen in der Funktion der eigentlichen Geschlechtsdrüsen, also der Ovarien und Hoden, in Beziehung stehen. Nur pflegen die Uterusmyome sich nach völligem Sistieren der Ovarialtätigkeit zurückzubilden, während die Prostatahypertrophie im Alter zunimmt und oft mit Impotenz kombiniert zu sein scheint. Sowohl bei der Prostatahypertrophie wie auch beim Uterusmyom findet sich ungemein häufig eine Struma der Schilddrüse, beim Uterusmyom nicht selten gutartige Fibrome oder Adenome der Mamma.

2) Rautenberg, Mitteilungen aus den Grenzgebieten der Med. u. Chir. Bd. 16. S. 431.

Blutdrucksteigerung geht also nicht der anatomischen Glomerulusschädigung, sondern der Funktionsstörung parallel. In klinischer Beziehung ist es interessant, daß bei diesen Stauungszuständen meist ein Urin von außerordentlich niedrigem spezifischem Gewicht (1003 bis 1009) und in sehr großer Menge produziert wird, also ein Harn von viel größerer Verdünnung, als der hyposthenurische Harn bei schweren diffusen hydropischen Nierenerkrankungen und bei der Schrumpfniere, der meist auf 1008 bis 1012 fixiert ist. Es macht sich meist eine sehr bedeutende Polyurie geltend, die zu enormem Durst und zur Bluteindickung führt, und zwar ist nicht nur die Zahl der roten Blutkörperchen vermehrt, also die Plasmamengen vermindert, sondern das Blutplasma und Blutserum zeigt erhöhten Gehalt an Eiweiß und an Aschebestandteilen. Neubauer konnte in einem Fall doppelseitiger Hydronephrose mit riesiger Blasenausdehnung bei Narbenstenose des Penis einen Kochsalzgehalt des Blutes von 0,83 (normal 0,56 %) ermitteln. Es erinnert dies an die hohen Eiweiß- und Kochsalzwerte (bis 0,8 und 0,9), welche Veil[1]) bei der durch Wasserzufuhr bedingten überschießenden Polyurie sowie im Durststadium des Diabetes insipidus nachgewiesen hat.

Man kann sich diese durch Stauung und Erschwerung des Harnabflusses erzeugte Polyurie mit ganz dünnem Harn, welche von Steyrer auch experimentell durch Ureterenverengerung erzeugt wurde, wohl in der Weise erklären, daß ein Reiz vom Nierenbecken aus (auf nervösem Wege?) auf die Wassersekretion der Niere ausgeübt wird. Für einen nervösen Einfluß spricht auch die Tatsache der reflektorischen Anurie der andern Niere bei Steinverschluß der einen. Erwin Rohde[2]), Asher[3]) und Erich Meyer haben den wichtigen Einfluß der Nerven auf die Nierenfunktion geprüft und nachgewiesen, daß der Vagus fördernde, der Sympathikus hemmende Wirkung ausübt; Erich Meyer und Jungmann[4]) haben dargetan, daß er sich nicht nur auf die Ausscheidung des Wassers, sondern auch der Salze erstreckt, und ich möchte hinzufügen, daß er auch für das Verhältnis der Säuren zu den Basen von Bedeutung sein dürfte. Sieht man doch bei neuropathischen Individuen, daß sie im Zustand nervöser Erregung einen stark alkalischen, ja selbst durch phosphorsaure und kohlensaure Erden milchig getrübten Harn entleeren, während sie zu andern Zeiten einen konzentrierten, superaziden Urin mit freien Harnsäurekristallen produzieren. Der Einfluß des Nervensystems auf die Niere ist klinisch sicherlich noch nicht genügend gewürdigt. Er äußert sich u. a. oft bei der Migräne durch Polyurie.

---

1) Veil, Klinische Bedeutung der Blutkonzentrationsbestimmungen. Deutsches Archiv f. klin. Med. Bd. 112, 113 und 119.

2) Erwin Rohde und Ellinger, Ueber die Funktion der Nierennerven. Zentralblatt für Physiologie. Bd. 27. Nr. 1. 1913.

3) Leon Asher, Die Innervation der Niere. Deutsche med. Wochenschr. 1915. Nr. 34.

4) Jungmann, Münchner med. Wochenschr. 1913. Nr. 32.

Das Krankheitsbild bei der Erschwerung des Harnabflusses kann unter Umständen dem Diabetes insipidus außerordentlich ähnlich sein, und wenn H. Strauß bei dem letzteren wiederholt bedeutende Blasenerweiterung konstatiert hat, so sind ihm vielleicht Fälle von Prostatahypertrophie mit untergelaufen. Doch unterscheidet es sich vom Diabetes insipidus durch seine viel größere Schwere. Der Blutdruck erweist sich als erheblich gesteigert, der Durst ist quälend, der Appetit fehlt ganz und namentlich ist ein großer Widerwille gegen Fleisch auffällig. Die Zunge ist borkig, der Schlaf fehlt, die Patienten sind erregt, werden schließlich benommen und verfallen dem Nierensiechtum und bisweilen einer typischen Urämie. Die Stickstoffausscheidung erweist sich bei Harnstoffzulage als verlangsamt und ebenso auch die Kreatininausscheidung. Der Reststickstoff des Blutes ist bisweilen erhöht. Sobald durch den Dauerkatheter oder besser noch durch die Prostataoperation die Stauung beseitigt werden kann, verschwindet Polyurie und Durst, die Harnmenge sinkt auf 1—2 Liter und das spezifische Gewicht steigt dementsprechend von 1005 auf 1017 und darüber. Die Kochsalzausscheidung, die auf der Höhe der Stauung 3—4 g betragen hatte und bei Kochsalzzulage überhaupt nicht angestiegen war, wird reichlich und prozentual höher. Kopfweh, Erbrechen, Erregungszustände und Schlafsucht hören auf, die Zunge reinigt sich und der Appetit kehrt wieder. Der Blutdruck geht von 200 oder 170 wieder auf 120 und 110 zurück. In einem Falle von mehrtägiger totaler Anurie infolge einseitiger Ureterabknickung und reflektorischer Anurie der andern Niere konnte Monakow eine Blutdrucksteigerung bis 170 konstatieren; nachdem das Hindernis überwunden war und die reflektorische Anurie sich auch gelöst hatte, wurde die ganze berechnete Menge der unterdessen fälligen Harnbestandteile in den nächsten Tagen wieder ausgeschieden und der Blutdruck sank auf 112. Solche Beobachtungen legen die Annahme nahe, daß in der Tat die Retention gewisser Harnbestandteile an der Blutdrucksteigerung schuld sein dürfte.

Bei den vom Nierenbecken auf die Nieren übergehenden Prozessen muß ferner scharf unterschieden werden zwischen den reinen aseptischen Stauungszuständen und denjenigen, welche mit einer bakteriellen Infektion kombiniert sind. Die aszendierenden von der Blase und dem Nierenbecken auf die geraden Harnkanälchen der Niere sich fortpflanzenden infektiösen Prozesse (denen ja meistens auch eine Stauung zugrunde liegt) und welche sich bei der infizierten Steinniere und der Pyelitis finden und bei den Rückenmarkskrankheiten so oft die Eintrittspforte des Todes bedeuten, sind je nach der Virulenz des Infektionserregers und besonders der Mischinfektionen (Proteus!) von sehr verschiedener Schwere. Sie gehen durch die Bank mit abnorm dünnem Harn und großem Durst einher. Auch bei den vom Nierenbecken auf die Niere übergreifenden Infektionszuständen (Pyelitis, Pyonephrose) kann sich bei langer Dauer und schwerer doppelseitiger Erkrankung eine recht erhebliche Blutdrucksteigerung bis zu 200 mm Hg und höher mit Herzhypertrophie einstellen, falls nicht der infektiöse Charakter der Krankheit oder die Kachexie das Zustandekommen der Blutdrucksteigerung verhindert. Auch habe ich bei chronischer doppelseitiger Pyonephrose tödliche Urämie selbst mit schweren allgemeinen Krämpfen beobachtet, während Ödem fast immer fehlt.

Bei den **deszendierenden Nierenkrankheiten** wirkt entweder ein schädliches Agens vom Blute aus auf die Nieren ein, oder aber die Schädigung geht vom Blutgefäßapparat aus und zieht das Nierengewebe in Mitleidenschaft; im ersten Falle läge es sehr nahe, zwischen toxischen und infektiösen Schädlichkeiten zu unterscheiden. Diese Unterscheidung ist aber nicht durchführbar. Wissen wir doch z. B. bei der Diphtherie und beim Scharlach nicht immer, ob eine im Blut gelöste toxische Substanz oder unter Umständen die Bakterien selbst oder eine Mischinfektion mit Streptokokken die Nieren geschädigt hat. Ich habe in meiner Sammlung die Nierenpräparate von zwei Fällen akuter schwerster Sepsis (darunter einer Puerperalsepsis), in welchen die Hauptstücke der Harnkanälchen eine so schwere Degeneration der Epithelien mit Kernnekrose zeigen, wie man dies sonst nur bei besonders intensiver Giftwirkung, z. B. bei der Salvarsanvergiftung oder der Salzsäurevergiftung zu sehen bekommt. Ebenso wie bei den Vergiftungen mit bekannten Giften waren auch in jenen beiden Sepsisfällen die Glomeruli, die Sammelröhren und Henle'schen Schleifen wie herauspräpariert in dem sonst ganz degenerierten Parenchym verschont und erhalten geblieben. In anderen Sepsisfällen sieht man dagegen das Bild der entzündlichen Glomerulonephritis in diffuser oder herdförmiger Anordnung, und wenn sich bei einer chronischen Sepsis (z. B. einer Viridanssepsis) nach monatelangem Verlauf der Krankheit die ominöse Mitbeteiligung der Nieren durch Blut- und Eiweißharnen einstellt, so findet man bei der Sektion jene herdförmigen entzündlichen Nierenerkrankungen, bei welchen auch das interstitielle Gewebe fleckweise zellig infiltriert ist. Ja, es können sich bei septischer Endokarditis auch Abszesse der Niere mit zentraler Nekrose bilden.

Je nach der Art des Giftes und der Infektion werden sich also bald mehr degenerative, bald mehr entzündliche, bald mehr herdförmige oder bald diffuse Veränderungen an den Nieren bilden, und die Funktionsstörungen werden je nach der Ausbreitung des Prozesses entweder sehr schwerwiegender Art sein oder aber wie bei der Herdnephritis völlig fehlen können. Bei solcher Unsicherheit wird man also bei den hämatogenen Erkrankungen die toxischen und infektiösen Einwirkungen nebeneinander abzuhandeln haben und es gelingt nicht immer, für eine bestimmte Infektion ein charakteristisches Krankheitsbild in den Funktionen und im pathologisch-anatomischen Verhalten der erkrankten Nieren aufzustellen.

Durchführbar und wichtig dagegen ist die Einteilung, ob das krankhafte Geschehen am Glomerulusapparat oder an den Kanälchen einsetzt, von denen die Hauptstücke bei weitem am häufigsten befallen werden. Die Schädigung der dicken Schleifenschenkel und der Sammelröhren kommen aber auch in Betracht und sicherlich nicht nur bei den aszendierenden Nierenerkrankungen.

Für die **degenerativen Prozesse** der **Harnkanälchen** ist von mir seinerzeit der Name Nephrose vorgeschlagen worden. Sollte diese Bezeichnung Anstoß erregen, so bin ich gern bereit, den von Orth und Aschoff vorgeschlagenen Namen einer tubulären Nephropathie anzunehmen. Nur möchte ich mich gegen den Einwurf verwahren, daß das Wort Nephrose falsch gebildet sei. Die Endigung ose bedeutet nicht etwa ein Erfülltsein mit dem im ersten Teil des Wortes ausgedrückten Begriff (wie bei Karzinose, Hydronephrose), sondern ist vielmehr im klinischen wie auch im chemischen Sprachgebrauch eine Endigung ganz allgemeiner Art (Phimose, Sklerose, Skoliose, Dextrose).

Unter dem Begriff Nephrose werden also diejenigen anatomischen Nierenveränderungen zusammengefaßt, welche rein degenerativer Art sind und bei welchen entzündliche Veränderungen, vor allem Glomerulusveränderungen, fehlen, denn die letzteren werden nach dem Vorgang von Marchand und Löhlein zum größten Teil als entzündlich aufgefaßt. Auch am interstitiellen Gewebe fehlen entzündliche Erscheinungen. Die degenerativen Prozesse an den Harnkanälchen äußern sich in leichteren Fällen durch tropfige Entmischung des Protoplasmas und insbesondere durch das Auftreten von Fetttropfen, oft aber, und so immer in den schwereren Fällen, durch das Vorhandensein doppelbrechender Lipoidstoffe [Orgler, Fritz Munk[1])], durch Abstoßung der Epithelien, Zylinderbildung und schließlich auch durch Kernnekrose. Klinisch läßt sich wohl immer Albumen in geringerer oder größerer Menge im Harn nachweisen, und zwar stammt

1) Fritz Munk, Die Nephrosen. Medizinische Klinik. 1916. Nr. 39—41.

dieses Albumen offenbar aus den Harnkanälchen, deren erkrankte Epithelien für Eiweiß durchlässig geworden sein müssen. Auch nach der Abheilung der übrigen klinischen Krankheitserscheinungen bleibt diese Durchlässigkeit der Epithelien für Eiweiß bisweilen noch sehr lange, oft dauernd, bestehen. Es ist bemerkenswert, daß bei besonders hochgradiger Albuminurie der Eiweißgehalt des Harns oft höher ist (10 bis 50 pM.) als derjenige der hydropischen Ergüsse in Anasarka und Aszites (3 oder 5 bis 10 pM.). Außerdem ist charakteristisch das Vorhandensein von zahlreichen Zylindern, welche je nach der Art des Prozesses hyalin, gekörnt, mit Fettröpfchen oder mit doppelbrechenden Lipoidtröpfchen erfüllt sind. Charakteristisch für das Fehlen entzündlicher Vorgänge und namentlich einer akuten Glomerulusbeteiligung ist die Abwesenheit von roten Blutkörperchen und die geringe Zahl von Leukozyten im Harn, die bekanntlich bei der typischen Glomerolonephritis, z. B. bei Scharlach, reichlich vorhanden zu sein pflegen. Die Harnmenge ist wechselnd, nicht vermehrt, sie kann aber bei schwerster Degeneration und Verstopfung der Harnkanälchen bis zur Anurie sinken und wird natürlich auch bei steigendem Ödem gering sein. Das spezifische Gewicht ist in reinen Fällen nicht herabgesetzt, ja es kann sogar sehr hoch sein, bis zu 1040. Die Fähigkeit der Niere, einen konzentrierten und zwar stickstoffreichen Harn zu bereiten, ist also meist intakt, und das ist um so auffallender, als gerade die Tubulusepithelien erkrankt sind, denen man harnstoffsezernierende[1]) oder wasserresorbierende Eigenschaften zuschreibt. Der Blutdruck ist in reinen Fällen normal und dementsprechend erweist sich das Herz als nicht hypertrophisch. Ödem kann fehlen oder bis zu den höchsten Graden entwickelt sein.

Es ist also vorwiegend ein negatives Kriterium, welches den Begriff der Nephrose zusammenhält, nämlich das Fehlen aller entzündlichen Erscheinungen im histologischen Bild der Niere, und dieser Begriff der rein degenerativen Nierenerkrankung ist somit pathologisch-anatomischer, also morphologischer Art. In klinischer Hinsicht aber sehen wir, daß sich diesem Begriff eine große Anzahl sehr verschiedener Krankheitsbilder unterordnet. Hier sind zunächst eine Reihe toxischer Nierenschädigungen zu erwähnen, unter andern diejenigen, welche sich nach Chrom-, Arsen- (Salvarsan), Säurevergiftungen und vor allem nach Sublimatvergiftungen einstellen. Die letzteren sind anatomisch namentlich durch A. Heineke am besten studiert und dieser konnte nachweisen, daß die Glomeruli so gut wie ganz intakt

1) Leschke, Kongreß für innere Medizin. 1914.

sind und daß die schwere Degeneration der Epithelien einer raschen Regeneration zugänglich ist. Cessante causa cessat effectus. Dementsprechend wird man wohl annehmen müssen, daß in jenen chronischen Fällen, wo auch nach Jahr und Tag die Kanälchenepithelien in andauernder hochgradiger Degeneration begriffen sind, die schädigende Ursache weiter wirkt. — Dann sind jene meist leichteren Albuminurien zu erwähnen, die sich an eine Reihe von akuten Infektionskrankheiten anschließen können, an Diphtherie, Meningitis, Typhus, Pneumonie usw.; doch soll nicht geleugnet werden, daß sich namentlich bei Typhus und Pneumonie bisweilen auch richtige Glomerulonephritiden mit starker Hämaturie einstellen können. Im allgemeinen aber verlaufen diese postinfektiösen Nephrosen glatt zur Heilung und sie führen nur sehr selten zu Ödemen. Bei postdiphtherischen Nierenerkrankungen hat Strauß nur in 3 % der Fälle Ödem beobachtet. Es sind dabei, wie Heubner betont, vorwiegend die dicken Schleifenschenkel erkrankt. Strauß weist darauf hin, daß bei den febrilen und postinfektiösen Nierenschädigungen besonders oft der durch Essigsäure fällbare Eiweißkörper gefunden wird.

Zu den Nephrosen auf infektiöser Basis wird man auch die in frühen Stadien der Syphilis auftretenden Fälle rechnen müssen, die bisweilen ohne Ödem (Strauß), häufiger aber mit ausgesprochenen, ja schwersten wassersüchtigen Anschwellungen einhergehen und meistens durch einen oft geradezu enormen Eiweißgehalt des Harnes ausgezeichnet sind. Sie können namentlich unter Salvarsanbehandlung in Heilung übergehen, und auch ich habe in mehreren Fällen das Ödem wieder verschwinden sehen. Freilich bleibt meist eine langwierige Albuminurie zurück. Diese Fälle, welche auch Volhard beschreibt und denen Fritz Munk seine besondere Aufmerksamkeit gewidmet hat, zeigen gewöhnlich exquisit lipoide Degeneration der Epithelien der Hauptstücke und in einem meiner Fälle nur eine relativ geringfügige Degeneration der Epithelkerne. Die Glomeruli waren so gut wie ganz intakt. Es ist zweifelhaft, ob man diese Nephrosis syphilitica praecox durch die Wirkung der Spirochäten selbst erklären soll oder ob sie vielleicht im Zusammenhang steht mit jenen merkwürdigen Veränderungen des Lipoidstoffwechsels, welche anscheinend auch der Wassermann'schen Reaktion zugrunde liegen. Ferner sind Nierenveränderungen degenerativer und zwar chronischer Art beim Diabetes nichts Seltenes. Sie stellen sich oft nach langdauernder hochgradiger Zuckerausscheidung ein und man hat den Eindruck, daß durch diese und vielleicht auch durch die Azidosis die Nierenepithelien allmählich geschädigt werden. Nach einleitender, allmählich immer stärker werdender Albuminurie können sich schwere Ödeme einstellen und schließlich das volle Bild einer ernsten Nierenerkrankung mit Augenhintergrundveränderungen und Herzhypertrophie, während der Zuckergehalt des Harnes dabei gewöhnlich sinkt und oft bis auf 0 heruntergeht; der Blutzucker bleibt aber hoch, 0,2—0,6 % als Zeichen, daß das Zuckerausscheidungsvermögen der Niere gelitten hat.

Aufmerksam gemacht durch die Häufigkeit von Albuminurie und Nierenkrankheiten bei Schilddrüsenexstirpation [Hofmeister u. a.[1])] und Kachexia strumipriva habe ich auf den Zusammenhang zwischen Schilddrüsenaffektionen und Nierenerkrankung geachtet und mehrere Fälle gesehen, bei denen ein solcher Zusammenhang wahrscheinlich war. v. Monakow[2]) hat einen solchen Fall beschrieben, der neben den Symptomen einer Basedow'schen Krankheit hochgradige Albuminurie mit massenhaften Zylindern, Ödem und eine ausgesprochene Störung der Kochsalzausscheidung darbot, Diuretika waren erfolglos. Die Stickstoffausscheidung erwies sich als gut.

Ein anderer Fall meiner Klinik betraf eine 62jährige Frau, welche seit Jahren an hochgradiger Struma litt, sonst aber gesund war. Im Herbst 1915 stellten sich Ödeme des Gesichtes und des ganzen Körpers sowie Aszites ein und der Arzt konstatierte eine starke Albuminurie. Bei mittlerer Harnmenge und einem spezifischen Gewicht von ungefähr 1012 blieb die Eiweißmenge durch Monate hindurch unverändert hoch und betrug 10 bis 16 pM. Im Sediment fanden sich enorme Mengen von Zylindern und Epithelresten mit sehr viel Fettropfen. Das Ödem trotzte allen diuretischen Mitteln und wegen gesteigerter Atemnot wurde der Aszites entleert. Er zeigte milchig-trübes Aussehen und ein spezifisches Gewicht von nur 1007,3, einen Eiweißgehalt von 0,41 %, Kochsalz 0,63 %, Reststickstoff 36 mg. Der Blutdruck schwankte zwischen 210 und 170, das Herz war hypertrophisch und dilatiert. Es bestand leichter Tremor und eine gewisse psychische Erregtheit, welche auf eine Hyperthyreose hinzudeuten schien. Ein leichter Exophthalmus konnte auch durch die Venenstauung erklärt werden, welche die bis unter das Sternum herunterreichende Struma erzeugte. Patientin starb im Kollaps. Bei der Sektion ergab sich die Niere als etwas vergrößert und schwer fettig degeneriert, die Epithelien der gewundenen Harnkanälchen schollig entartet und zum Teil in Abstoßung begriffen, Kerne meist erhalten, die Kanälchen zum Teil verstopft; mit Sudan ließen sich in den Epithelien wie auch im Interstitium massenhaft Lipoidtropfen nachweisen. Im übrigen war das interstitielle Gewebe intakt. Die Glomeruli zeigten in ihrer ganz überwiegenden Mehrzahl ein völlig normales Aussehen, nur bei einem Teil ließ sich eine geringe Kernvermehrung erkennen. Die Glomeruluskapseln waren alle vollkommen in Ordnung, nirgends verödet, die Kapselräume frei, die Glomerulusschlingen, soweit man beurteilen konnte, frei durchgängig, großenteils Blutkörperchen enthaltend. Die Arterien, und speziell die Vasa afferentia, waren fast durchweg ganz normal nnd nur an einzelnen konnte eine geringfügige Verdickung der Intima mit Auflockerung der Elastika entdeckt

1) B. Hofmeister, Deutsche med. Wochenschr. 1896. S. 355.

2) v. Monakow, Deutsches Archiv für klin. Med. 1915. S. 276.

werden. Jedenfalls waren diese vereinzelten Gefäßveränderungen nicht stärker, als man sie bei Leuten dieser Jahre wohl immer findet.

Diese Beobachtung zeigt also, daß eine dauernde Blutdrucksteigerung auch ohne irgendwie nennenswerte Veränderungen der Glomeruli und der Nierenarterien vorkommen kann. Das Herz war bedeutend vergrößert, rechts und links hypertrophisch, die Muskulatur mikroskopisch normal. Die histologische Untersuchung der Schilddrüse ergab in einer größeren Zahl von Blöcken, die aus den verschiedensten Teilen der Struma entnommen worden waren, daß statt der erwarteten basedowoiden Veränderungen überall nur eine hochgradige kolloidale Degeneration und Atrophie der Acini mit Atrophie des Zwischengewebes vorhanden war. Es mußte also die Frage aufgeworfen werden, ob es sich hier nicht doch mehr um eine Hypothyreose als um einen basedowoiden Zustand gehandelt habe.

Auch aus dem Aschoff'schen Institut wurde auf den Zusammenhang zwischen Basedow'scher Krankheit und Nierenerkrankungen mit lipoiden Degenerationen des Epithels wiederholt hingewiesen.[1])

Nachdem ich in einigen Fällen hydropischer Nephropathie einen Zusammenhang mit einer Schilddrüsenvergrößerung oder Aplasie annehmen zu können geglaubt hatte, habe ich versucht, die Schilddrüsendarreichung als diuretisches Mittel zu verwenden. In einigen Fällen konnte durch vorsichtige und auffallend gut vertragene Schilddrüsendarreichung die Diurese von 400 und 500 ccm auf einen Liter und darüber gesteigert werden und das Gesichtsödem nahm ab. Doch scheint der diuretische Erfolg der Schilddrüsentabletten nicht konstant zu sein, wie auch die Untersuchung von Dieballa und Illyes[2]) beweisen.

In einem andern Fall chronisch hydropischer Nierenerkrankung, der auf meiner Klinik beobachtet wurde, liess sich post mortem eine Erkrankung des vorderen Lappens der Hypophyse nachweisen. Auch hier zeigte die mikroskopische Untersuchung der Nieren fettige Degeneration der Kanälchenepithelien ohne nennenswerte Beteiligung der Glomeruli. Solche Fälle weisen darauf hin, daß bei der Ätiologie chronisch hydropischer degenerativer Nierenerkrankung auch die Drüsen mit innerer Sekretion eine Rolle spielen können. Auch bei allgemeiner Sarkomatose kommen bisweilen Nierenschädigungen mit starker Albuminurie vor.

Neben diesen Fällen von chronisch hydropischer Nephrose, deren Ätiologie bekannt oder wenigstens vermutet ist, gibt es nun eine Reihe solcher, die uns in ihrer Ursache wie in ihrem ganzen Wesen vollständig dunkel sind. Bei Leuten jüngeren oder mittleren Alters, die sich vorher für ganz gesund gehalten hatten und bei denen weder Syphilis und andere Infektionskrankheiten noch auch nachweisliche Vergiftungen vorausgegangen waren, wird eines schönen Tages beobachtet, daß neben einer gewissen Blässe eine leichte Gedunsenheit

1) Fischer, Ziegler's Beiträge, Bd. 49, Seite 54, und Segawa, ebenda Bd. 58. S. 8.

2) Dieballa und Illyes, Stoffwechseluntersuchungen an Brightikern unter Schilddrüseneinwirkung. Exp. Arch. 39, 272. 1897.

des Gesichts besteht. Das Ödem nimmt zu, ohne daß sich andere Krankheitserscheinungen außer einer Müdigkeit geltend machen, der Harn wird schaumig, vielleicht etwas trüb, und seine Menge vermindert sich. Erst wenn die Ödeme deutlich ausgesprochen sind, wird ein Arzt zugezogen, der dann gewöhnlich sofort massenhaft Eiweiß entdeckt, es bleibt aber fast immer dunkel, wie lange die Albuminurie vorher schon bestanden hatte. Gerade diese Fälle zeigen gewöhnlich ein hohes spezifisches Gewicht des Harns von 1025—1030 (wegen des hohen Harnstoffgehaltes) und eine tadellose Stickstoffausscheidung, auch bei Harnstoffzulage. Der Blutdruck und das Herz bleiben ganz normal, der Reststickstoff ist nicht erhöht, die Ödemflüssigkeit zeigt jene seifenwasserähnliche Beschaffenheit, auf die Strauß, Volhard und andere hingewiesen haben. Die chemische Untersuchung des Ödems ergibt konstant einen höheren Kochsalzgehalt als das Blutserum, aber der NaCl-Gehalt des Blutserums ist nicht oder nur wenig höher als in der Norm. Der Kochsalzgehalt des Harnes pflegt auffallend niedrig zu sein und die Kochsalzbilanz ist bei steigenden Ödemen stark positiv. Kochsalzzulagen erzeugen keine Steigerung der prozentualen und absoluten NaCl-Ausscheidung, oft eine Verminderung.

Nach monatelanger Dauer können sich die Ödeme verringern und selbst verschwinden, ich habe aber noch keinen Fall gesehen, bei welchem die Albuminurie sich wieder ganz zurückgebildet hätte. Auch nach Monaten und Jahren lässt sich eine gewisse Ödembereitschaft nachweisen, welche durch kochsalzreiche Kost oder eine Infektionskrankheit oder Überanstrengung wieder zum Ausbruch kommt. Der Harn kann lange Zeit auch vollkommen klar sein und Zylinder können fehlen, obwohl die starke Albuminurie weiter besteht.

Der rätselhafte Charakter dieser massenhaften Eiweißausscheidung ließ an die Möglichkeit denken, ob hier nicht vielleicht ein körperfremder Eiweißstoff eine Rolle spiele und durch die Niere eliminiert werde. Mancherlei verschiedenartig modifizierte Untersuchungen mittels Präzipitinreaktion und anderen Methoden der Serologie, welche Herr Professor Kämmerer auf meine Veranlassung mit dem Harn solcher Patienten angestellt hat, haben aber keinen Anhaltspunkt dafür ergeben, daß im Harn andere Eiweißkörper als die des Blutserums vorhanden waren.

Wichtig ist, daß solche Patienten mit langdauernder kryptogenetischer genuiner Nephrose außerordentlich gefährdet sind, sobald sie von einer Infektionskrankheit heimgesucht werden. Eine infektiöse Bronchitis, eine Angina oder ein Erysipel, das vielleicht von einer Drainagestichwunde ausging, pflegt solche Patienten in wenigen Tagen rettungslos zu töten. Die Nieren können vielleicht, obwohl sie den Harnstoff prompt ausscheiden, die höheren kolloidalen Gifte der Infektionskrankheit nicht mehr genügend eliminieren. Doch können für diese Gefährdung der hydropischen Nierenkranken durch sekundäre Infektionskrankheiten auch andere Erklärungen gegeben werden, wie dies z. B. durch Volhard geschehen ist. Wenn man durch eine interkurrente tödliche Krankheit in die Lage versetzt wird, die Niere auf der Höhe des Hydrops zu untersuchen, so findet man in dem kaum vergrößerten Organ nur eine schwere fettige oder lipoide Degeneration des Kanälchenepithels; die Glomeruli, die Gefäße und das interstitielle Gewebe sind so gut wie völlig intakt. Ich war in der Lage, zwei derartige Fälle mikroskopisch sorgfältig untersuchen zu können.

Es läßt sich schwer sagen, wie diese Fälle chronischer genuiner Nephrose weiter verlaufen, wenn kein Zwischenfall das Leiden unterbricht. Die Ödeme pflegen sich allmählich zu verlieren, es stellt sich ein leidliches Wohlbefinden ein und die Patienten verschwinden meist aus dem Gesichtskreis des Arztes. Doch habe ich einige Fälle weiter beobachten können und festgestellt, daß sich nach monatelanger und jahrelanger Dauer allmählich rote Blutkörperchen im Harn zeigten, der Blutdruck stieg etwas an, es stellten sich Netzhautveränderungen ein und schließlich kam es zu richtiger tödlicher Urämie mit oder ohne Krämpfe. Bei der Sektion solcher Fälle kam dann das von Senator geschilderte Bild der diffusen Nierenerkrankung zum Vorschein, bei welchem neben schweren degenerativen und regenerativen Prozessen an den Hauptstücken auch ausgesprochene Glomerulusveränderungen sowie auch Verbreiterung und zellige Infiltration des Interstitiums nachweisbar ist. F. Munk erwähnt das spätere Hinzutreten von Glomeruluserkrankungen auch bei der Syphilisnephrose. In solchen Fällen der typischen großen weißen Niere pflegt dann statt des hohen spezifischen Gewichts ein niedriges, auf 1009 und 1012 fixiertes und beim Konzentrationsversuch sich nicht steigerndes spezifisches Gewicht vorhanden zu sein. Angesichts der großen Niere und der meistens nicht sehr schweren Veränderung der Glomeruli kann man hier unmöglich von einer maximalen Funktion eines ungenügenden Nierenrestes im Sinne von Volhard sprechen. Solche Fälle, welche nach langer Dauer schließlich glomerulonephritische Symptome und Urämie darbieten, legen den Gedanken nahe, daß eine ursprünglich rein degenerative und auf die Kanälchen beschränkte Nierenschädigung im Laufe der Zeit auch die Glomeruli und das interstitielle Gewebe in Mitleidenschaft ziehen kann, es läßt sich aber die Möglichkeit nicht von der Hand weisen, daß es sich in solchen Fällen schon von vornherein nicht um eine reine Nephrose, sondern um eine diffuse Nierenerkrankung gehandelt hat. Ich stehe nicht an, diese Fälle genuiner hydropischer Nierenerkrankung zu den dunkelsten Kapiteln der ganzen Nierenpathologie zu rechnen. F. Munck glaubt dafür konstitutionelle Krankheiten anschuldigen zu müssen, und diese Vermutung kann in der Tat nicht von der Hand gewiesen werden, es lassen sich aber einstweilen noch keine Beweise dafür beibringen.

Auch die Schwangerschaftsniere sowie jene schwere Albuminurie und Zylindrurie mit Fettinfiltration der Nierenepithelien, welche die Eclampsia gravidarum in der Mehrzahl der Fälle begleitet, wird man in den Bereich der Nephrose zu ziehen haben.

Zweitens kommen diejenigen Nierenkrankheiten in Betracht, welche vom Glomerulus den Ausgang nehmen, also die von Langhans und neuerdings von Löhlein studierte **Glomerulonephritis.** Man wird wenigstens die akute Glomerulonephritis mit Marchand und Löhlein unbedingt als eine Erkrankung entzündlicher Art betrachten dürfen, denn nicht nur die pathologisch-histologischen Veränderungen weisen durch zellige Exsudation auf den entzündlichen Charakter hin, sondern auch die klinischen Erscheinungen. So wissen wir u. a. von der Kriegsniere, welche eine ausgesprochene Glomerulonephritis ist, daß sie mit Fieber und mit Schmerzen in der Nierengegend zu beginnen pflegt, und wir werden jene Schmerzen wohl mit Recht auf die entzündliche Schwellung des Organs und die Kapselspannung zurückführen können. Auch die typische Scharlachnephritis pflegt sich in der Mehrzahl der Fälle durch Temperatursteigerungen und durch das Auftreten von Leukozyten im Harn vorzubereiten. An den erkrankten Glomerulis können sich die Veränderungen sowohl in den Kapillarschlingen als auch am epithelialen Kapselüberzug bemerkbar machen. Doch halte ich es für unmöglich, diese beiden Formen klinisch zu unterscheiden. Die Erkrankung der Glomeruluskapillaren, welche mit der Produktion einer hyalinen Masse im Innern der Kapillaren einhergeht und diese ganz oder teilweise für den Blutstrom undurchgängig macht (Marchand, Reichel unter Kretz, Löhlein), erinnert sehr an die endarteriellen hyalinen Wucherungen bei Arteriosklerose, nur daß es sich hier um eine Endokapillaritis handelt. Daneben aber kommt innig kombiniert und selten ganz fehlend die bekannte entzündliche Erkrankung des Kapselepithels vor, die sich klinisch durch blut- und leukozytenhaltigen Harn äußert und anatomisch zur Halbmondbildung und schließlich zu jener fibrösen Obliteration des Kapselraumes führt, die an die Pericarditis obliterans erinnert. Ob mit der Verödung des Glomerulusknäuels jedesmal auch die kapillare Blutversorgung der zugehörigen gewundenen Harnkanälchen völlig aufhört, möchte ich auf Grund von Präparaten bezweifeln, denn ich habe bei akuten wie auch bei chronischen Glomerulusverödungen oft eine reichliche Kapillarfüllung mit Blut in der nächsten Umgebung beobachtet, es scheint sich also ein Kollateralkreislauf einstellen zu können, der sich besonders bei der sekundären Schrumpfniere zum Teil über die subkapsulären Gefäße entwickelt. Auch findet man oft die gewundenen Harnkanälchen in der nächsten Umgebung verödeter Glomeruli nicht kollabiert, sondern im Gegenteil erweitert, also gefüllt mit Sekret.

In klinischer Beziehung ist die akute Glomerulonephritis in schweren Fällen und namentlich zu Beginn durch eine Verminderung der Harnmenge ausgezeichnet, doch ist diese durchaus nicht konstant, wie man a priori erwarten sollte, und sie stellt sich vorwiegend in solchen Fällen ein, wo Oedeme rasch zur Entwicklung kommen. Fehlen dagegen Ödeme, so kann die Harnmenge und damit die Wasserausscheidung völlig normal sein. Bei der Kriegsniere dauert die Oligurie meist nur einige Tage an, bei der Scharlachniere kommen Oedeme und Oligurie nur etwa in 10—20 % aller Fälle vor, und bei der häufigsten Form der Glomerulonephritis, nämlich der postanginösen, sind Harnverminderung und wassersüchtige Anschwellung geradezu eine Seltenheit. Die Chlorausscheidung zeigt in solchen Fällen, welche nicht durch Ödeme kombiniert sind, gleichfalls keine nennenswerten Veränderungen. Dagegen scheint die Stickstoffelimination bei den diffusen Glomerulonephritiden fast immer zu leiden und dementsprechend kommen schon frühzeitig Störungen der Stickstoffbilanz und beträchtliche Erhöhung des Reststickstoffs im Blut vor. H. Strauß äußert sich dahin, daß schwere Grade der Glomeruluserkrankung auch immer hohe Zahlen von Reststickstoff aufweisen und daß Hand in Hand damit eine Blutdrucksteigerung eintritt, die sich ja bisweilen bei Scharlachnephritis und bei der Kriegsniere schon nach wenigen Tagen geltend machen kann.

Bei den Erkrankungen der Glomeruli (ebenso wie auch des Interstitiums) ist es von wesentlicher Bedeutung, zu unterscheiden, ob der Prozeß diffus alle Glomeruli der beiden Nieren gleichmäßig ergriffen hat, wie dies z. B. bei Scharlach und bei der Kriegsniere zu sein pflegt, oder ob er inselförmig, also wahrscheinlich embolisch, zerstreut ist, wie dies für manche Sepsisfälle charakteristisch ist. Bei diesen fleckweise verteilten Nierenerkrankungen pflegen dann die Erscheinungen im Harn (Albuminurie, Hämaturie, Leukozyten) dieselben zu sein wie bei der diffusen Glomeruluserkrankung, aber es fehlen die Allgemeinsymptome der Niereninsuffizienz und vor allem die Blutdrucksteigerung. Doch darf nicht außer Acht gelassen werden, daß bisweilen die Schwere oder der infektiöse Charakter der Grundkrankheit oder die Kachexie eine Blutdrucksteigerung nicht zustande kommen läßt.

Die schweren akuten Glomerulusveränderungen können vollständig zur Ausheilung kommen, wie wir klinisch wissen. Es müssen also die Kapillarschlingen wieder durchgängig werden können und die Kapselentzündung einer Rückbildung fähig sein. Wenn bei dem Ausgang der Glomerulonephritis in sekundäre Schrumpfniere zwischen den dauernd verödeten Glomeruli sich zerstreut oder inselförmig wohlerhaltene finden, so ist dies also kein Zeichen, daß der Prozeß im Anfang nicht diffus alle Glomeruli ergriffen hätte, sondern man darf annehmen, daß sich ein Teil der Glomeruli wieder erholt hat, während die schwerer ergriffenen der bleibenden bindegewebigen und hyalinen Verödung verfallen sind.

Die akute Glomerulonephritis kann also in schweren Graden zu bleibender Obliteration der Glomeruluskapillaren und zur Capsulitis obliterans und Pericapsulitis führen, und dieser Prozeß wird dann, wenn er eine gewisse Ausdehnung aufweist, im Lauf der Monate und Jahre zu dem wohlbekannten Bild der sekundären (weißen) Schrumpfniere führen. Ist der Prozeß ausgedehnt, so wird schließlich früher oder später Urämie sich einstellen können, oder aber die aus der Funktionsstörung zu erklärende Blutdrucksteigerung und allgemeine Arteriosklerose gibt zu Apoplexien Veranlassung. Ist aber der Rest funktionsfähig erhalten gebliebenen Nierengewebes eben noch genügend, so kann bei guter Kompensation und hohem Blutdruck ein leidliches Wohlbefinden auf lange Jahre hinaus erhalten bleiben. Wenn Volhard angibt, daß die sekundäre Schrumpfniere sich von der genuinen dadurch unterscheidet, daß bei der ersteren die Blutdrucksteigerung niemals so hohe Werte darbietet, wie sie bei der letzteren gewöhnlich sind, so kann ich dem nicht beistimmen. Ich kenne unter mehreren anderen Fällen eine jetzt 46jährige Frau, welche vor mehr als 20 Jahren eine Scharlachnephritis durchgemacht hat und dauernd einen Blutdruck von über 200 darbietet; das Wohlbefinden und die Leistungsfähigkeit ist außer einer Neigung zu Kopfschmerzen befriedigend.

Es ist nicht richtig, wenn man die Glomerulonephritis als eine ausschließliche Folge infektiöser Krankheiten oder gar etwa der Streptokokkeninfektionen darstellt. Denn auch gewisse Gifte, z. B. das Blei, und beim Tier auch das Kantharidin und das Uran machen exquisite Glomeruluserkrankungen und die Ätiologie ist noch keineswegs erschöpfend geklärt.

Interstitielle Erkrankungen können, wie schon Frerichs gezeigt hat, zu allen tiefer greifenden Nierenschädigungen hinzukommen. Sie sind aber am häufigsten bei den Glomerulonephritiden. Bei akuten Fällen sieht man die entzündliche Zellinfiltration und Proliferation nicht nur im Innern des Kapselraumes, sondern sie ist auch rings um das äußere Kapselblatt diffus zerstreut. Es besteht also eine Pericapsulitis, die dann bei dauernder Verödung nicht nur zur Verdickung der Kapselmembran, sondern zu einer in die Peripherie hinausgreifenden bindegewebigen Narbenbildung führt. Diese entzündlichen Vorgänge am Interstitium und die aus ihnen resultierenden Narbenbildungen sind also nur ein Zeichen der Schwere der Parenchymschädigung, ähnlich wie bei der chronischen Pneumonie und der Leberzirrhose. Es können sich aber, wie besonders Aschoff nachgewiesen hat, auch primär und fleckweise zellige Infiltrationsherde im interstitiellen Gewebe bilden, namentlich bei septischen Erkrankungen, und ich kann Ihnen ein Präparat von einer Kombination von schwerster Diphtherie und Skarlatina zeigen, welche diese herdförmige kleinzellige lymphozytäre Infiltration in hohem Grade aufweist. Auch Aschoff bezeichnet diese Prozesse, welche er S. 476 seines Lehrbuches vorzüglich abbildet, als entzündliche Reaktion, und man wird sich dieser Anschauung unbedingt anschließen müssen. Klinisch wird die Anwesenheit einer interstitiellen Erkrankung durch keine charakteristischen Zeichen verraten.

Wenn wir uns zu den auf dem Boden einer **Zirkulationsstörung** oder **Gefäßschädigung** sich entwickelnden Nierenkrankheiten wenden, so wird zunächst die Stauungsniere zu betrachten sein mit ihrem von Bollinger und Schmauß anatomisch und von Nonnenbruch[1]) klinisch studierten Krankheitsbild. Aus der reinen Stauungsniere kann sich im Laufe der Zeit eine bindegewebige Induration entwickeln, ganz ähnlich wie die Stauungsleber bei Herzkrankheiten in die indurative Muskatnußleber übergeht. Klinisch ist die Stauungsniere und Stauungsschrumpfniere durch niedrige Harnmenge und meist durch hohes spezifisches Gewicht ausgezeichnet, doch kann das spezifische Gewicht unter Umständen auch trotz niedriger Harnmenge gering sein und 1011—1015 nicht überschreiten. Die Wasserausscheidung bei Wasserzulage kann völlig normal sein, ist aber in ernsteren Fällen meist gestört, und dasselbe gilt in noch höherem Grade von der Kochsalzelimination. Bei schweren dekompensierten Herzkrankheiten ist

1) Nonnenbruch, Deutsches Archiv f. klin. Med. 1910. S. 162.

sehr häufig nicht nur die absolute Kochsalzmenge, sondern besonders auch die prozentuale Konzentration außerordentlich niedrig, und Kochsalzzulagen bewirken keine oder nur eine ganz ungenügende Steigerung. Nonnenbruch läßt mit Recht die Frage offen, ob es sich hier um eine renale Ausscheidungsstörung (infolge der verlangsamten Durchblutung der Niere) oder um eine extrarenal bedingte Kochsalzretention infolge der Stauungsödeme handelt. Ganz anders die Stickstoffausscheidung, welche fast immer eine sehr hohe prozentuale Konzentration im Harn darbietet, bis zu 3 und 4 %, so daß also das Stickstoffausscheidungsvermögen der Niere als gut gelten muß. Harnstoffzulagen werden meist, wenn auch verzögert, ziemlich vollständig eliminiert. Allerdings dann, wenn die Harnmenge unter ein gewisses Maß herabgeht, wird trotz der hohen Konzentrationsfähigkeit des Harns für Stickstoff N im Körper zurückbleiben und der Reststickstoff steigt an. Diuretische Mittel der Xanthingruppe pflegen auf die Niere ausgezeichnet zu wirken, es wird sowohl die Wasserausscheidung als auch vor allem die prozentuale und absolute Kochsalzelimination ganz bedeutend gesteigert. Die Eiweißausscheidung ist bei Stauungsniere oft sehr beträchtlich und zeigt an, wie empfindlich die Nierenzellen auf Störungen der Durchblutung reagieren.

Bei den auf dem Boden einer **Gefäßerkrankung**, also einer **Arteriosklerose** sich entwickelnden Nierenerkrankung wird das Leiden immer einen schleichenden Entwicklungsgang nehmen, dessen Beginn nicht festgestellt werden kann. Wenn wir auf diesem Gebiete Ordnung in die Begriffe bringen wollen, wird es sich empfehlen, zwischen den sklerotischen Erkrankungen der mittleren und der feinsten Arterien zu unterscheiden.

Ein Verschluß größerer Nierenarterien, also der Arteriae rectae, pflegt zu dem von Ziegler geschilderten Krankheitsbild der arteriosklerotischen Nierenschrumpfung zu führen, welche durch größere ischämische und narbige Defekte ausgezeichnet ist. Handelt es sich aber um eine allgemein verbreitete Sklerose der feinsten Arterien, also der Vasa afferentia, so resultiert das Bild der fein granulierten Schrumpfniere mit ihren sehr viel kleineren Narbenvertiefungen und Höckern, welch letztere in der Hauptsache aus hypertrophierten und jedenfalls stark erweiterten Tubuli contorti bestehen.

Die arteriosklerotische Schrumpfniere braucht durchaus nicht zu den Erscheinungen der Niereninsuffizienz zu führen, wie Vaquez (1904) und Volhard mit Recht betonen, und das gilt insbesondere für die gröbere Arteriosklerose nach Ziegler. Der Harn bietet in solchen Fällen ein vollkommen normales Verhalten und normales spezifisches Gewicht dar. Es gilt dies bis zu einem gewissen Grade auch von der arteriosklerotischen Granularatrophie, doch müssen sich bei der letzteren natürlich die Erscheinungen der Niereninsuffizienz einstellen, sobald die verödeten Bezirke zu ausgedehnt sind und das erhaltene, noch funktionierende Gewebe auf einen zu geringen Rest reduziert ist. Es wird sich dann Störung der Stickstoffelimination in allen ihren Teilen, Blutdrucksteigerung, Erhöhung des Reststickstoffs im Blute, Nierensiechtum und Urämiegefahr einstellen. Merkwürdig ist nur, daß sich die Wasser- und Kochsalzausscheidung oft bis zum Schluß als normal und selbst reichlich[1]) und daß die Kochsalzausscheidung selbst bei NaCl-Zulage als intakt erweisen. Ich habe diese beiden Funktionen bis unmittelbar vor dem Tod erhalten gesehen, selbst bei Schrumpfnieren, bei denen nach Schätzung im histologischen Präparat etwa acht bis neun Zehntel aller Glomeruli vollständig verödet waren, und man wird gradezu gezwungen, in der bedeutenden Erweiterung und Hyperplasie der Tubuli contorti einen kompensatorischen Vorgang für Wasser- und Salzausscheidung zu erblicken.

Wie dem auch sein mag, so muß jedenfalls immer dann eine schwere und schließlich tödliche Niereninsuffizienz resultieren, sobald die Masse des erhalten gebliebenen Nierengewebes unter einen gewissen Umfang herabsinkt. Solange aber die Arteriosklerose diese Verkleinerung nicht erreicht, werden sich Erscheinungen der Niereninsuffizienz nicht geltend machen.

Pearce hat angegeben, daß zwei Drittel der gesamten Nierensubstanz entbehrt werden können, und aus den schönen Experimenten von Bradford, Heineke und Päßler[2]) geht hervor, daß ungefähr ein Viertel der gesamten Nierensubstanz ausreicht, um das Leben zu erhalten.

Dementsprechend unterscheidet Volhard logisch eine benigne von einer malignen arteriosklerotischen Nierenerkrankung, indem er unter der ersteren diejenige ohne Niereninsuffizienz versteht. Natürlich kann bei fortschreitender Arteriolosklerose aus der benignen Form mit der Zeit die maligne sich entwickeln. Auf ähnlichem

---

1) Eine abnorm reichliche Harnmenge ist bei Schrumpfniere durchaus nicht konstant vorhanden, sie findet sich nach Nagel aus der Quincke'schen Klinik, Deutsches Arch. f. klin. Med., Bd. 88, nur bei 33 % aller Fälle von Schrumpfniere. Höhere Grade von Polyurie mit bedeutender Erniedrigung des spez. Gewichts dürfte bei Schrumpfniere kaum oder nur vorübergehend vorkommen.

2) Heineke und Päßler, Verhandlungen der Deutschen patholog. Gesellschaft. IX. 1905.

Standpunkt stehen Jores und Löhlein, welche den Grad und die Ausdehnung der Arteriolenerkrankung für maßgebend halten für ihre Unterscheidung zwischen gutartigen und bösartigen Fällen. Fahr dagegen hat in dem von ihm und Volhard herausgegebenen Buch einen etwas abweichenden Standpunkt vertreten, indem er neben der rein arteriolosklerotischen Nierenverödung eine Kombinationsform aufstellte, die sich durch das Hinzutreten entzündlicher Erscheinungen charakterisieren soll. Nach seinem Ausspruch muß „noch etwas anderes hinzukommen", um aus der rein arteriosklerotischen Gewebsschädigung dasjenige Bild zu entwickeln, wie es Traube als Schrumpfniere klassisch geschildert hat.

Um in dieser Frage zu einer Klarheit zu kommen, müssen wir zwischen den klinischen und den pathologisch anatomischen Problemen eine Trennung machen und wir dürfen sie nicht durcheinander werfen.

In klinischer Beziehung liegen die Verhältnisse einfach: Es gibt zweifellos arteriosklerotische Erkrankungen der Nieren, sowohl der gröberen als auch der feinen Äste, bei welchen die klinischen Erscheinungen einer Niereninsuffizienz vollständig fehlen und man kann bei diesen Fällen die Bezeichnung benigne oder blande vaskuläre Nierensklerose wohl als zulässig bezeichnen, indem man den Ausdruck „benign" eben nur auf die Niere bezieht, und nicht damit sagen will, daß der Fall auch sonst eine günstige Prognose darbieten muß. Denn es kann bei solchen Patienten sehr wohl die Arterioklerose in anderen Organen in sehr viel malignerer Weise auftreten, z. B. Hirnhämorrhagien, multiple zerebrale Erweichungsherde mit Verblödung oder selbst Extremitätengangrän erzeugen. Zweitens muß klinisch diejenige Form der vaskulären Nierensklerose unterschieden werden, welche mit Niereninsuffizienz einhergeht, also mit Störung der Stickstoffausscheidung, Erhöhung des Reststickstoffes, Nierensiechtum und Urämiegefahr.

In pathologisch-anatomischer Hinsicht kann wohl darüber kein Zweifel bestehen, daß bei der genuinen Schrumpfniere immer eine schwere weit ausgebreitete Veränderung der Arteriolen und besonders der präkapillaren Vasa afferentia vorhanden ist, und diese wird auch unter Umständen als Erklärung für eine weitverbreitete Verödung und ischämische Umwandlung der Glomeruli hinreichend sein. Strittig ist nur die Frage, ob diese Ischämie allein hinreicht, um das ganze histologische Bild der typischen roten Schrumpfniere zu erklären, oder ob im Sinne von Fahr in manchen Fällen noch etwas anderes hinzukommt, nämlich eine entzündliche Komponente. Mit dieser Anschauung schloß sich Fahr der älteren Lehre an, welche bei der Traube'schen Schrumpfniere einen entzündlichen Prozeß interstitieller Art annahm. In der Tat sieht man in sehr vielen Fällen von genuiner Schrumpfniere, daß um die verödeten Glomeruli und auch sonst in der Rinde zerstreut größere und kleinere bald mehr diffus oder mehr fleckweise angeordnete kleinzellige (lymphozytäre) Zellinfiltrationen vorhanden sind. Auch Aschoff bildet sie in seinem Lehrbuch, Seite 479, bei der genuinen Schrumpfniere vorzüglich ab. Da es sich sicherlich nicht um eigentliche Lymphombildung handelt, wird man diese kleinzellige Infiltration doch wohl als einen reaktiven, exsudativen oder proliferativen Prozeß ansehen müssen, und es ist den wechselnden Lehren über den Begriff der Entzündung anheimgegeben zu sagen, ob man diesen Prozeß als entzündlich bezeichnen soll. Die kleinzellige Infiltration des interstitiellen Gewebes war bisher als charakteristisch für die chronische Entzündung aufgefaßt worden und Marchand vertritt auch jetzt noch diese Anschauung. Wenn neuerdings manche Pathologen sie nicht mehr für entzündlich halten, so ist dies ein Streit über den morphologischen Begriff der Entzündung, den zu entscheiden nicht in der Kompetenz des Arztes liegt, denn für diesen, wie auch für den allgemeinen Sprachgebrauch ist der Begriff der Entzündung, der sich auf den alten klassischen Symptomen aufbaut, feststehend. Jedenfalls geht es aber nicht an, die kleinzelligen Infiltrationen bei der Schrumpfniere für nicht entzündlich zu halten, während die interstitielle kleinzellige Infiltration der Niere bei akuten Infektionskrankheiten, wie oben erwähnt, ohne weiteres als Zeichen einer Entzündung angesehen wird.

Man kann diese kleinzellige Infiltration entweder in der Weise deuten, daß man sie als (entzündliche?) Reaktion auf die ischämische Gewebsschädigung und Nekrose betrachtet; für diese Anschauung spricht der Umstand, daß sie am stärksten gerade in der Umgebung schwer alterierter Glomeruli angetroffen wird. Jede Gewebsnekrose erzeugt eine Reaktion der Umgebung; bei jeder Erfrierung oder Verbrennung der Haut kann man sich davon überzeugen, daß in der Umgebung der aseptischen Gewebsläsion eine Reaktion sich geltend macht, welche der Arzt unbedingt als entzündlich bezeichnet. Oder aber man kann sich der von Frerichs, Weigert u. a. aufgestellten Anschauung anschließen, daß eine schwere Noxe eine tiefer greifende Wirkung ausübt und auch im interstitiellen Gewebe exsudative und proliferative Prozesse erzeugt.

Eine andere Frage ist die, ob die bei der Schrumpfniere beobachteten Prozesse am Glomerulusapparat als einfache Folge der

Ischämie, also des Verschlusses der Arteriolen aufzufassen sind, oder ob auch am Glomerulus eigentlich entzündliche Prozesse, wie bei der akuten Glomerulonephritis, supponiert werden müssen. Zweifellos handelt es sich nicht um einen einfachen anämischen Kollaps der Glomerulusschlingen, vielmehr sehen wir immer eine schwere Capsulitis obliterans, bei welcher die hyalin oder bindegewebig entarteten Knäuel durch eine solide Masse mit ihrer Kapsel verwachsen sind, und die fibröse Verdickung der Kapsel, deren Elastika aufgelockert und verdickt ist, geht oft diffus in das umgebende Gewebe über. Es könnte nun sehr wohl möglich sein, daß die ischämische Atrophie des Knäuels diese Capsulitis und Pericapsulitis obliterans zur Folge hätte. Ob das richtig ist, können wir entscheiden durch das Studium solcher Zustände, bei welchen eine rein ischämische Gewebsläsion vorliegt, nämlich bei dem blanden, d. h. nicht infizierten anämischen Infarkt der Niere. Aschoff beschreibt in seinem Lehrbuch unter Beibringung einer vortrefflichen Abbildung die histologischen Veränderungen des Niereninfarktes und ich habe in einigen Präparaten von frischen und von längst vernarbten Niereninfarkten, welche mir teils vom Herrn Kollegen Borst zur Verfügung gestellt wurden, teils in der Klinik durch Herrn Dr. von Monakow untersucht worden waren, die Angabe von Aschoff bestätigt gefunden.

Im frischen anämischen Niereninfarkt ist das Zentrum völlig nekrotisch und kernlos. In der Randzone, welche sich schon makroskopisch durch eine lebhafte Kernfärbung auszeichnet, sieht man um die vollständig kernlosen und nekrotischen, aber in ihrer Anordnung wohl erhaltenen Glomeruli und Harnkanälchen eine dichte Masse von ausgewanderten Leukozyten, diesmal aber nicht von Lymphozyten, sondern von polymorphkernigen Leukozyten, deren Kerne je weiter zentralwärts, desto mehr in Fragmentierung begriffen sind. Diese Leukozyten liegen vorwiegend um die Glomeruli und Harnkanälchen herum. Eine Veränderung der Glomeruluskapsel ist nirgends nachzuweisen. Weiter nach außen, gegen das gesunde Gewebe zu, sind die Kapillaren, und besonders diejenigen der Glomeruli, ad maximum mit Blut gefüllt, aber auch hier konnten in den Glomerulis und deren Kapseln keine proliferativen Prozesse beobachtet werden.

In Präparaten von alten längst geheilten narbig eingezogenen Niereninfarkten ließen sich in einem dunkel färbbaren derben Bindegewebe eine große Zahl von gänzlich hyalin veränderten und stark geschrumpften Glomeruli erkennen. Sie lagen mit vereinzelten Ausnahmen je in einem Hohlraum, der frei und nicht obliteriert war und von derbem Bindegewebe umgeben war. Ein Kapselepithel war nicht mehr zu erkennen. Da die Harnkanälchen so gut wie ganz zu Grunde gegangen waren und auf weite Strecken vollständig fehlten, so lagen die hyalinen Glomerulusreste oft dicht nebeneinander gedrängt in dem grobbalkigen kernarmen Bindegewebe. Keinerlei kleinzellige Infiltration. In den mehr peripher gelegenen Zonen konnte um hyalin veränderte, also ischämisch obliterierte Knäuelreste zwar hin und wieder eine verdickte Kapsel erkannt werden, aber auch hier war mit wenigen Ausnahmen immer ein freier Kapselraum vorhanden und eine Capsulitis obliterans konnte nur vereinzelt nachgewiesen werden.

Das ganze Bild der rein ischämischen Glomeruluserkrankung weicht also in wesentlichen Zügen von dem der genuinen Schrumpfniere ab, und eine Gegenüberstellung der beiden histologischen Befunde scheint darauf hinzuweisen, daß bei der Glomeruluserkrankung der genuinen Schrumpfniere doch in der Tat „noch etwas anderes hinzukommt“ als eine rein vaskuläre Ischämie. Die Glomerulusveränderungen der genuinen Schrumpfniere gleichen vielmehr ganz dem Bild bei der sekundären Schrumpfniere. Liegt es nicht am nächsten anzunehmen, daß gewisse Schädlichkeiten, welche gerade die feineren Gefäße der Niere mit Vorliebe betreffen, auch gleichzeitig auf Glomeruli und Interstitium und bisweilen auch auf die Harnkanälchen einen deletären und entzündungserregenden Einfluß ausüben? Fahr denkt dabei an die Stoffwechselprodukte, welche durch die Nieren ausgeschieden werden sollen und die sich bei progredienter Niereninsuffizienz in weit erhöhter Konzentration im Blute finden. Für diese Anschauung läßt sich ins Feld führen, daß im späteren Verlauf schwerer Gicht sehr häufig die sogenannte Gichtniere eintritt, die sich anatomisch nicht von anderen Formen der genuinen Schrumpfniere unterscheiden läßt. Die Harnsäure, deren Konzentration im Blute bei Gicht auf das Doppelte bis Dreifache gesteigert ist, gehört wie die übrigen Purinderivate, z. B. das Koffeïn, Theophyllin und Theobromin exquisit zu denjenigen Stoffen, welche auf die Gefäße und speziell auch auf das Nierengewebe reizend einwirken. Ich habe Präparate von Schrumpfniere bei Gicht in meiner Sammlung, in welchen neben schwerster hyaliner Entartung der Glomeruli mit Capsulitis obliterans und Pericapsulitis auch eine intensive kleinzellige interstitielle Infiltration vorhanden ist. Harnsäureinfarkte können bei Schrumpfniere auf gichtischer Basis wohl hin und wieder vorkommen, fehlen aber häufiger.

Außer der Gichtniere bietet auch die Bleiniere das charakteristische Bild einer Schrumpfniere dar, bei welcher neben schwerster Verdickung sämtlicher mittleren und kleinen Arterien und neben ausgebreiteter Glomerulusverödung intensive kleinzellige Infiltration des Interstitiums vorliegt. Immer wieder wird man bei der Durchsicht von Bleinierenpräparaten die Frage sich vorlegen müssen, ob denn diese hochgradige Zellproliferation nur das Produkt der Arteriosklerose sein könne und ob hier nicht das Gift Blei diffus entzündungserregend auf die Niere einwirkt. Schließlich kenne ich Schrumpfnieren mit der gleichen sehr intensiven, fast diffusen kleinzelligen Infiltration neben arteriosklerotischen Gefäßveränderungen bei solchen Leuten, die an Syphilis litten. Die Schrumpfniere auf syphilitischer Basis dürfte häufiger sein, als man bisher vielfach annimmt. Neben diesen Schrumpfnieren mit bekannter oder wenigstens wahrscheinlicher Ätiologie gibt es aber sonst noch viele, welche ein ähnliches histologisches Bild aufweisen und deren Ursache in Dunkel gehüllt bleibt. Vielleicht sind manche chronischen Infektionen und Intoxikationen, z. B. das Potatorium und rezidivierende Mandelerkrankungen imstande ein ähnliches Bild zu machen, das sich aus vaskulären und entzündlichen Elementen zusammensetzt. Es ist wichtig, darauf hinzuweisen, daß sowohl Ribbert als auch Jores und Fahr das Bekenntnis abgelegt haben, sie könnten aus der histologischen Untersuchung des Nierenpräparates oft nicht mit Sicherheit erkennen, ob eine sekundäre oder eine genuine Schrumpfniere vorliegt; diese Unsicherheit besteht auch in klinischer Beziehung: Es ist nicht selten, daß man glaubt eine exquisite genuine Schrumpfniere vor sich zu haben, und daß dann schließlich doch herauskommt, das Leiden habe sich an eine vor vielen Jahren überstandene Scharlach- oder Anginanephritis angeschlossen. Die Frage, ob es sich um eine genuine oder sekundäre Schrumpfniere handelt, kann wenigstens klinisch nur auf Grund einer sorgfältigen Anamnese differential-diagnostisch entschieden werden. Da nun aber niemand der Glomerulonephritis acuta den entzündlichen Charakter abspricht, wird man auch den analogen chronischen Vorgängen bei vielen Fällen von genuiner Schrumpfniere die entzündliche Komponente nicht völlig verweigern dürfen.

Nachdem wir bisher einen Rahmen für die Einteilung der Nierenkrankheiten gewonnen haben, wird es notwendig sein auch über einige Symptome eine Begriffsbestimmung herbeizuführen.

Wenden wir uns zunächst zu den **Funktionsstörungen** der kranken Niere. Bei ihrer Erörterung werden wir alles Hypothetische bei Seite lassen müssen, z. B. jene Vorstellungen, welche sich aus den wechselnden Theorien über das Wesen der Nierenfunktionen ableiten. Man hat nach Ludwig an der Niere zwischen dem glomerulären Filtrationsapparat und der in den Kanälchen stattfindenden Rückresorption unterschieden; es gab experimentelle Pathologen, für welche der synzytiale Zellüberzug der Glomeruluskapillaren überhaupt nicht zu existieren schien, und welche die Filtration direkt durch die Kapillarwand stattfinden ließen. Und doch müssen wir uns daran erinnern, daß sich dieses viszerale Blatt der Glomeruluskapsel entwicklungsgeschichtlich aus den Enden der Tubuli ableitet, die sich wie ein Löffelchen den Kapillarschlingen anlegen. Wir sind vorderhand trotz vieler Experimente noch nicht in der Lage zu unterscheiden, was in den Malpighischen Körperchen, den gewundenen Harnkanälchen, sowie in den verschiedenen Schleifenabschnitten geschieht. Nur das Eine dürfte feststehen, daß von einer Filtration durch kolloidale Membranen nicht die Rede sein kann, sondern daß ein richtiger Sekretionsprozeß ähnlich wie bei anderen Drüsen stattfindet, daß also die im Blut enthaltenen Stoffe durch lebende Zellen hindurch als Sekret in dem Harn ausgeschieden werden. Auch die Frage der Rückresorption von Wasser und Salz ist noch nicht geklärt und die Verhandlungen auf dem Kongreß für Innere Medizin haben gezeigt, wie groß die Meinungsverschiedenheiten noch sind. Ein Blick auf die folgende Tabelle zeigt, daß der prozentuale Gehalt der verschiedenen harnfähigen Stoffe im Blutserum und im Harn so überaus wechselt, daß die Anschauung von einem einfachen Filtrationsprozeß und einer Eindickung durch Wasserresorption nicht aufrecht erhalten werden kann.

	Blutserum mg in 100 ccm	Urin mg in 100 ccm	Verhältnis Blutserum : Urin
Reststickstoff bzw. Urin N	24	1000	1 : 42
Harnstoff	14	800	1 : 57
Harnsäure	3	35	1 : 10
Kreatinin	1	80	1 : 80
Kochsalz	560 (600)	650 (100)	1 : 1,15 (1 : 0,166)
Zucker	110	0	1 : 0
Gefrierpunkt	0,56 bis 0,58	1,0 bis 2,5	1 : 3,8

Dabei muß aber bemerkt werden, daß nicht nur bei Nierenkrankheiten und beim Diabetes insipidus sondern auch beim Gesunden das prozentuale Verhalten des Kochsalzes im Harn sich demjenigen des Blutserums nähern und sogar darunter sinken kann. Es können Kochsalzwerte von 0,1% und darunter im Harn auftreten, während der Kochsalzgehalt des Blutes auf seiner unveränderten Höhe bleibt oder selbst ansteigt [Siebeck[1]), Veil[2])].

Abel[3]) und seine Mitarbeiter haben als künstliche Niere einen Apparat beschrieben, bei welchem das Blut lebender Tiere aus einer Arterie durch ein System aus dünnen Zelloidinröhren und in eine Vene zurückgeleitet wird. Diese Zelloidinröhren, durch welche das Blut viele Stunden strömen kann, sind von einer blutisotonischen Salzlösung umgeben und es findet zwischen dem Blut und dieser Lösung ein osmotischer Ausgleichsprozeß statt. Die Autoren konnten nachweisen,

1) Hefter und Siebeck, Deutsch. Arch. f. klin. Med. Bd. 114.

2) Veil, ebenda. Bd. 112 u. 113.

3) Abel, Rowntree, Turner, On the removal of diffusible substances from the circulating blood of living Animals. Journal of Pharmakology and experimental Therapeutics. 1913/14. Vol. V. u. VII.

daß aus dem Blut eine große Menge Harnstoff, Kochsalz, Milchsäure, Oxybuttersäure von Aminosäuren und Aminobasen der verschiedensten Art (Histidin, Alanin, Valin) und vor allem von Traubenzucker in das Diffusat überging. Man kann aus diesen interessanten Versuchen unter anderem den Schluß ziehen, daß das durch kolloidale Membranen gewonnene Diffusat aus dem Blut etwas prinzipiell anderes ist, als wie der Harn.

Es ist ferner nicht angängig, die Funktion der Niere als ein einheitliches Ganzes zu betrachten. Und deshalb sind auch alle Funktionsprüfungen, welche sich auf ein einziges Reagens beschränken, z. B. auf das Phenolsulfophthalein, grundsätzlich ungenügend. Vielmehr haben gerade die Untersuchungen an kranken Nieren gezeigt, daß unter pathologischen Verhältnissen sehr verschiedene Partiarfunktionen zu unterscheiden sind, welche unter pathologischen Verhältnissen einzeln gestört sein können[1]). So ist bei der Glomerulonephritis und den verschiedenen Formen der Schrumpfniere so gut wie ausschließlich die Stickstoffelimination gestört, bei der genuinen Nephrose allein die Salzausscheidung, ja man kann weiter gehen und sagen, daß bei der Gicht die Harnsäureausscheidung defekt ist und im Diabetes die Niere die Fähigkeit verloren habe, den Zucker zurück zu halten, oder daß sie in jenen seltenen Fällen einfacher Albuminurie ohne jede weitere Funktionsstörung ihre Dichtigkeit für die Eiweißkörper des Serums eingebüßt hat. Wir werden also unter anderen folgende Funktionen zu unterscheiden haben:

1. Das Wasserausscheidungsvermögen. Es muß als eine der wichtigsten Funktionen der Niere angesehen werden, daß sie den Wasserhaushalt des Organismus regelt, indem sie sich den wechselnden Bedürfnissen anpaßt. Wenn bei starken Schweißen, Diarrhöen, Höhlenergüssen, z. B. bei der Pfortaderstauung, bei entzündlichen Exsudaten oder extrarenal bedingten Ödemen, dem Blut und den Körpersäften viel Flüssigkeit entzogen wird, so sinkt die Urinmenge und umgekehrt steigt sie bei reichlichem Angebot von Flüssigkeit. Eine mangelnde Anpassungsfähigkeit der Niere wird also zu Störung des Wasserhaushalts im Organismus führen müssen und es kann wohl keinem Zweifel unterliegen, daß das Ausscheidungsvermögen der Niere für Wasser krankhaft gestört sein kann und zwar im Sinne einer Vermehrung oder Verminderung.

2. Die Salzabgabe, von der die bedeutungsvollste diejenige des Kochsalzes ist. Da das Chlor sehr leicht, das Natrium aber nur sehr schwierig und mühsam quantitativ zu bestimmen ist, hat man

1) In ähnlicher Weise können auch beim Pankreas einzelne Partiarfunktionen unterschieden werden und isoliert gestört sein.

sich angewöhnt allein die Chlorbestimmung im Harn auszuführen und sie als Maßstab der Kochsalzausscheidung zu betrachten. Das ist sicherlich nur zum Teil zulässig und man wird jedenfalls die durch den Harn ausgeschiedenen Natronmengen niemals allein nach den Chlormengen beurteilen können. Denn die Natronausscheidung ist z. T. unabhängig von der Chlorausscheidung und das Natron erscheint im Harn außer an Salzsäure noch an vielerlei andere Säuren: Schwefelsäure, Harnsäure, Oxybuttersäure und vor allem an die „Puffer" Phosphorsäure und Kohlensäure gebunden. Nach den Grundsätzen der modernen Chemie sollten die Anionen und Kationen getrennt aufgestellt, nicht aber als Salze angegeben werden. Man wird die Frage aufwerfen dürfen, ob von den beiden Komponenten des Kochsalzes das Chlor oder das Natron wichtiger ist. Emil Pfeiffer und von Wyss[1]) haben darauf hingewiesen, daß bei Nierenkranken die Natronbilanz schwer gestört sein kann. Daß die Natronretention bei der Entstehung der Ödeme eine wesentliche Rolle spielt, wissen wir u. a. aus den Natronödemen bei jenen Diabetikern, welche wegen der drohenden Azidosis mit großen Mengen von Natron behandelt worden waren (Stäubli). In der Ödemflüssigkeit ist das Gesamtnatron nach den Untersuchungen von Monakow nur zu ungefähr 80% an Chlor gebunden, zu 20% aber an Kohlensäure. Das Chlor dürfte also in der Hauptsache gewissermaßen als Mitläufer der Alkalien in Betracht kommen. Die Natronausscheidung steht, wie schon von Schroeder gezeigt worden ist und wie auch von Erich Meyer und seinen Schülern ermittelt wurde, besonders deutlich unter der Herrschaft des Nervensystems. Ob es Funktionsstörungen der Niere gibt, welche zu einer ungenügenden Chlorausscheidung führen, ist noch nicht sicher bekannt. Versuche, welche an meiner Klinik mit Salzsäuredarreichung bei Nierenkranken ausgeführt worden sind, haben bis jetzt keinen Anhaltspunkt dafür gegeben, daß eine mangelhafte Ausscheidungsfähigkeit für Chlor besteht, vielmehr scheint die Salzsäure in diuretischem Sinne zu wirken. Dagegen kennen wir sicher eine Retention des Natron und bei dieser wird anscheinend sekundär auch das Chlor zurückbehalten. Wir kennen ferner solche Natronretentionen, welche extrarenalen Ursprungs sind und bei denen die Nieren gesund sind. Da aber in der Mehrzahl der Fälle von universellem Hydrops mit Natronretentionen die Nieren als schwer krank nachzuweisen sind, ist es wenigstens möglich, daß es neben der extrarenal bedingten Natrium-

1) H. von Wyss, Über Ödeme durch Natrium bicarbonicum. Deutsch. Arch. f. klin. Med. Bd. 111. S. 93.

retention auch eine nephrogene gibt. Solange diese Frage nicht entschieden werden kann, wird man demnach nur von einer Störung der Natrium**bilanz**, also von einer Inkongruenz der Ein- und Ausfuhr sprechen dürfen, ohne in jedem Einzelfall entscheiden zu können, ob die Störung dieser Bilanz in der Niere ihre Ursache hat. Auch in einem jener Fälle von sogenanntem essentiellen Ödem[1]), also von allgemeiner schwerer Wassersucht ohne Albuminurie und ohne anderweitige Zeichen einer Nierenerkrankung konnte von Wyß eine Störung der Natronbilanz nachweisen, durch Zulage von doppelkohlensaurem Natron die Ödeme steigern und durch salzarme Kost zur Abnahme bringen.

3. Die Stickstoffausscheidung. Sehr viel einfacher liegen die Verhältnisse bei der Stickstoffausscheidung, denn hier ist kein Zweifel möglich, daß die Störung fast immer renaler Art ist. Ebenso wie bei den hydropischen Nephrosen ausschließlich die NaCl-bilanz gestört ist, so treffen wir bei anderen Nierenerkrankungen häufig isolierte Störungen der Stickstoffausscheidungen, während alle übrigen Nierenfunktionen intakt sind. Wenn man auch die bei den Nierenkrankheiten vorkommenden Störungen der Stickstoffausscheidung in der Hauptsache aut den Harnstoff beziehen kann, so haben doch die Untersuchungen der letzten Jahre bewiesen, daß auch andere stickstoffhaltige Harnbestandteile bei den Nierenerkrankungen charakteristische Veränderungen aufweisen können. So das indoxylschwefelsaure Natrium [Haas[2])] und vor allem des Kreatinins [O. Neubauer[3])]. Eine besondere Stelle unter den stickstoffhaltigen Harnbestandteilen nimmt die Harnsäure ein, deren Ausscheidung bei der Gicht ganz isoliert gestört zu sein pflegt. In schweren Gichtfällen gesellen sich aber bald Störungen der Gesamtstickstoffausscheidung hinzu, sodaß alle Übergänge bis zur schweren Niereninsuffizienz beobachtet werden können. Andererseits kommt, wie schon R. von Jaksch gezeigt hat, bei schweren Nierenerkrankungen, welche ursprünglich mit der Gicht in keinem Zusammenhang standen, ein erhöhter Gehalt des Blutes an Harnsäure, also eine Retention durch ungenügende Ausscheidung vor, und ein hoher Harnsäuregehalt des Blutes ist deshalb nur dann für gichtische Störungen beweisend, wenn keine Zeichen einer Nierenerkrankung vorhanden sind. Andererseits ist durch von Noorden bewiesen worden, daß bei vielen renalen Erkrankungen die Harnsäureausscheidung intakt sein kann.

1) R. Stähelin, Zeitschr. f. klin. Med. Bd. 49.

2) Haas, Deutsch. Arch. f. klin. Med. 1916. Bd. 119. S. 177.

3) O. Neubauer, Verwendung von Kreatinin zur Prüfung der Nierenfunktion. Münch. med. Wochenschr. 1914. S. 857.

4. Ist das Verhalten der Niere gegen solche Stoffe von Wichtigkeit, welche die Sekretion in einer spezifischen Weise anregen. Insofern diese Stoffe gleichzeitig die Wasserausscheidung erhöhen, faßt man sie unter dem Namen der Diuretika zusammen. Die Vermehrung der Wasserausscheidung kann sekundär die Mehrausscheidung verschiedener fester Stoffe begleiten, so die des Zuckers (beim Diabetes), des Kochsalzes und des Harnstoffes. Unter den diuretischen Stoffen sind die Xanthinderivate Koffein, Theobromin, Theophyllin die wirksamsten, sie äußern ihre Wirksamkeit auch auf die aus dem Körper herausgenommene überlebende Niere, und scheinen eine Erweiterung der Blutgefäße der Niere herbeizuführen (Loewi u. a.). Es ist aber noch strittig, ob diese Gefäßerweiterung, also die vermehrte Durchblutung, als alleinige Ursache der stärkeren Diurese aufzufassen ist, oder ob nicht die erwähnten Diuretika im Sinne von Schroeder eine direkte sekretionssteigernde Wirkung auf die Nierenzellen ausüben. Die verstärkte Durchblutung der Nieren könnte auch als Folge oder Begleiterscheinung der gesteigerten Sekretion angesehen werden, ähnlich wie auch andere Organe, z. B. die Speicheldrüsen, oder die Muskeln während ihrer Tätigkeit eine um das mehrfache gesteigerte Durchblutung aufweisen; aber niemand wird es einfallen zu schließen, daß der Muskel sich deshalb kräftig zusammenzieht, oder die Speicheldrüse deshalb sezerniert, weil sie in stärkerem Maße durchblutet werden. Übrigens kann, wie Mac Nider[1]) gezeigt hat, bei Urannephritis trotz erhaltener Gefäßerregbarkeit und Durchblutung die Harnmenge bedeutend und bis zur Anurie absinken, wenn die Epithelien durch Chloroformnarkose schwer geschädigt werden, und Magnus weist darauf hin, daß die Weite und Durchblutung der Nierengefäße der Diurese nicht parallel geht. Bei der durch die erwähnten Diuretika der Xanthingruppe erzeugten Harnflut läßt sich nachweisen, daß wohl jedesmal der Gehalt des Harnes an Kochsalz erheblich gesteigert ist und zwar auch der prozentuale Gehalt als Zeichen dessen, daß die genannten Mittel in höherem Grade salztreibend als wassertreibend wirken. Man wird sich geradezu die Frage vorlegen dürfen, ob diese Xanthinderivate nicht in erster Linie die Kochsalz- oder, wie von Wyss wahrscheinlich gemacht hat, die Natriumausscheidung in spezifischer Weise steigern; die vermehrte Wasserausscheidung würde dann als sekundär aufzufassen sein; in ganz analoger Weise kann man bei solchen Nieren, deren Stickstoff-

1) Mac Nider, The vascular response of the kidneys in acute Uranium nephritis. Journ. of exper. Pharmakology and Therapeutics. Vol. VI. S. 123.

ausscheidungsvermögen normal ist, durch Harnstoffgaben die Diurese in die Höhe bringen. Ähnlich wie die Xanthinpräparate auf die Alkaliausscheidung fördernd einwirken, so wirkt Atophan und in geringerem Grade auch die Salizylsäure fördernd auf die Harnsäureausscheidung und ganz spezifisch wirkt das Phloridzin, indem es nur die Zuckerausscheidung (und dadurch auch die Wasserausscheidung) mächtig anregt und den Blutzuckerspiegel senkt. Es gibt also nicht nur elektive Sekretionsstörungen bestimmter Partiarfunktionen der Niere, sondern auch elektive Sekretionssteigerungen. Voraussetzung für eine gute diuretische Wirkung ist, daß der betreffende Apparat, auf welchen das Mittel einwirkt, intakt ist. So sehen wir, daß die gewöhnlichen Diuretika zu versagen pflegen, wenn eine schwere Alteration des Kochsalzausscheidungsvermögens der Niere vorliegt, während in solchen Fällen unter Umständen durch Harnstoff oder durch Digitalis noch ein guter diuretischer Erfolg erzielt werden kann. Umgekehrt können die genannten Xanthinderivate sowie auch Kochsalzzulagen bei solchen Nieren, deren Kochsalzausscheidungsvermögen gut erhalten ist und bei welchen die Stickstoffelimination schwer gestört ist, eine vortreffliche diuretische Wirkung, z. B. bei der Bleiniere erzielen. Ist der Herzmuskel schwer krank und reagiert deswegen nicht mehr auf Digitalis, und leidet die Niere infolgedessen nur unter der verminderten Durchblutung, so erweisen sich die Xanthinderivate als besonders wirkungsvoll. Die spezifisch wirkenden Mittel können also auch zur Diagnose von Funktionsstörungen der Organe herangezogen werden und therapeutisch wird man am besten an demjenigen Organ und derjenigen Funktion ansetzen, welche am wenigsten gestört sind.

Welches sind die Kriterien, welche den Schluß erlauben, daß eine bestimmte Partiarfunktion der Niere ungenügend ist?

Aus den Experimenten von A. Heineke, Groß[1]) u. a. über Chrom und Sublimat-Niere, sowie aus den Beobachtungen von Kövesi und Rot-Schulz[2]), H. Strauß, Siebeck und Monakow ergibt sich, daß die Ausscheidungsstörung für einen bestimmten Stoff sich zunächst in einer Verminderung seiner prozentualen Konzentration im Harn äußert. Die Niere verliert also zunächst die Fähigkeit, den betreffenden Stoff in der normalen Konzentration in den Harn hinein

1) W. Groß, Histologische Veränderungen und Funktionsstörung der Niere. Ziegler's Beiträge. 1911. Bd. 51. S. 530.

2) Kövesi und Rot-Schulz, Pathologie u. Therapie der Niereninsuffizienz. Georg Thieme. Leipzig 1904.

zu sezernieren. Dies gilt sowohl für das Chlornatrium, z. B. bei der Chrom-Sublimat- und Uran-Niere als auch für den Stickstoff bei der Glomerulonephritis.

Wenn man bei einer Belastungsprobe einen bestimmten harnfähigen Stoff, z. B. Kochsalz, Harnstoff, Purinkörper, Kreatinin, in vermehrter Menge einführt, so erscheint bei völlig intakter Nierenfunktion dieser Stoff in erhöhter Konzentration im Harn, die Harnmenge selbst bleibt, wenn die Belastung nicht exzessiv war, unverändert. Ist dagegen die betreffende Partiarfunktion nicht völlig intakt, so bewirkt die Zulage keine Steigerung der prozentualen Konzentration, sondern diese bleibt auf der alten Höhe, es kann aber durch eine Vermehrung der Harnmenge noch eine genügende Gesamtausschwemmung der Zufuhr zu Stande kommen. In schwereren Fällen tritt diese diuretische Wirkung nicht ein, der prozentuale Gehalt ist und bleibt niedrig, es kommt zu einer Retention, und bei stärkster Funktionsstörung bewirkt die Zulage nicht nur keine Vermehrung, sondern eine prozentuale und absolute Abnahme der Ausscheidung oft unter ansteigender Albuminurie und anderen Nierenreizungssymptomen. Diese letztere Beobachtung, daß eine Belastung direkt schädigend auf die Funktionen einwirkt, gilt nicht nur für das Kochsalz, worauf speziell Widal aufmerksam gemacht hat, sondern auch für den Harnstoff, wie Beobachtungen von Monakow und Siebeck beweisen.

Wenn nur eine einzige Partiarfunktion gestört ist, z. B. bei gewissen Nephrosen oder Glomerulonephritiden, so kann die Konzentration der übrigen Harnbestandteile gut erhalten und dadurch das spezifische Gewicht annähernd normal bleiben. Sind aber mehrere Funktionen gestört, so wird das spezifische Gewicht des Harnes niedrig, es kommt zur Hyposthenurie. Je nachdem das Wasserausscheidungsvermögen gut erhalten oder gestört ist, wird diese Hyposthenurie mit oder ohne kompensatorische Polyurie verlaufen. Das Resultat ist jedenfalls eine ungenügende Akkommodationsbreite, eine fehlende Anpassungsfähigkeit der Niere an die Bedürfnisse des Organismus. Volhard hat diese Hyposthenurie als die maximale Funktion eines ungenügenden Nierenrestes aufgefaßt, indem er sich auf die Tierexperimente von Bradford, Päßler und Heineke bezog. Diese haben bei Exstirpation der einen und bei Verkleinerung der anderen Niere die Produktion eines abnorm dünnen und reichlichen Harnes beobachtet. Bei Wiederholung der Nierenverkleinerungsversuche an der Katze hat von Monakow diese Aufhebung der Konzentrationsfähigkeit des Harnes nicht bestätigen können und es ist auch schwer einzusehen, warum ein kleines Stück normal erhaltener Niere nicht ebenso gut einen konzentrierten Harn bereiten sollte, als wie die ganze Niere. Vielleicht hat in den Experimenten von Bradford, Päßler und Heineke eine schwer zu vermeidende Schädigung des Nierenrestes infolge der wiederholten Operationen, Unterbindungen und Narbenbildungen stattgefunden. Da die „Fixation" des hyposthenurischen Harns auf ein spez. Gewicht von 1007—1011 auch bei der Sublimatniere und bei der diffusen hydropischen glomerulotubulären Nephritis vorkommt, wird man sie nicht als Symptom der verkleinerten Niere, also der Schrumpfniere, auffassen dürfen.

Bei einseitiger Nierenkrankheit sehen wir die Konzentrationsverminderung auf der kranken Seite für verschiedene Harnbestandteile, besonders auch für das Kochsalz als Regel und H. Strauß weist auf diese den Urologen geläufige Tatsache hin, als Beweis dafür, daß eine Nierenschädigung zur Verminderung des Kochsalzausscheidungsvermögens führen kann.

Ein anderer wichtiger Anhaltspunkt für eine bestimmte Sekretionsstörung in der Niere kann daraus gewonnen werden, wenn die Konzentration des betreffenden Stoffes im Harn niedrig und im Blutserum erhöht ist; wenn also eine abnorme Niveaudifferenz zwischen Blutspiegel und Harnspiegel sich geltend macht. Diese Erscheinung dürfte als Beweis dafür anzusehen sein, daß in der Niere eine Abflußschwierigkeit für den betreffenden Stoff besteht. Am einleuchtendsten tritt uns dies entgegen in dem Verhalten des Reststickstoffs des Blutserums bei all denjenigen Nierenerkrankungen, wo die Stickstoffausscheidung durch den Harn erheblich gestört ist. Aus den Untersuchungen von Marshall und Davis[1]) wissen wir, daß die retinierten stickstoffhaltigen Substanzen, und vor allem der Harnstoff, nicht nur im Blut, sondern ziemlich gleichmäßig auch in anderen Organen angehäuft werden. Marshall hat bei nierenkranken Menschen wiederholt im Blut 260 bis 700 mg Harnstoff pro 100 ccm gefunden und zwar sowohl im Blut als in den verschiedensten Organen. Es scheint sich also der leicht diffundierbare Harnstoff im ganzen Körper ziemlich gleichmäßig zu verteilen. Daraus berechnet sich, daß in schweren Fällen von Nierenerkrankungen bis zu 400 g Harnstoff im Körper angehäuft werden können. Derartig große Harnstoffmengen dürften doch nicht ganz gleichgiltig sein und es kommt dazu, daß neben dem Harnstoff andere stickstoffhaltige Substanzen,

---

1) E. K. Marshall jr. und Davis, Urea, its Distribution in and Elimination from the body. Journ. of biological Chemistry. 1914. Vol. 18.

z. B. Kreatinin, gleichfalls zurückbleiben. Nach großen Harnstoffinjektionen beim Hund beobachtete Marshall Erbrechen, Depression, Tremor der Beine und schwere Konvulsionen.

Auch für die Harnsäure können wir bei der Gicht diese abnorme Differenz des Harnsäurespiegels im Blute und im Urin feststellen und daraus den Schluß ziehen, daß eine Störung der Harnsäureausscheidung der Niere im Sinne von Alfred Garrod vorliegt. Auch hier finden wir, daß der Belastungsversuch zu keinem oder nur höchst unvollkommenem Ansteigen der Harnsäure im Harn führt.

Wenn bei hydropischen Nierenerkrankungen das Blut sich als ausgesprochen hydrämisch erweist und die Harnmenge spärlich ist, so könnte man versucht sein dies in dem Sinne zu deuten, daß der Wasserspiegel im Blut erhöht und daß eine Störung des Wasserausscheidungsvermögens vorliegt. Noch unsicherer liegen die Verhältnisse beim Kochsalz. Denn hier entspricht einer Verminderung im Harn nicht immer eine Erhöhung des Kochsalzspiegels im Blut. Wie schon Vaquez betont hat, bleibt auch bei schweren hydropischen Nierenerkrankungen und schwerster Störung der Kochsalzbilanz der prozentuale Gehalt des Kochsalzes im Blutserum ungefähr innerhalb der normalen Grenzen, und wenn wir auch nicht selten Steigerungen bis auf 0,6 oder 0,62 im Blute beobachten konnten, so ist doch diese Differenz unbedeutender als man sie hin und wieder auch bei anhydropischen Zuständen und genügender Kochsalzelimination, z. B. im Diabetes insipidus, vorfindet. Die Erklärung liegt nahe: Mit der Retention des Kochsalzes wird, so gut wie immer, gleichzeitig Wasser zurückgehalten, Blut und Körpersäfte werden hydrämisch, also ödematös.

Diese Schwierigkeit, auf welche wir bei dem Vergleich des Wasser- und Kochsalzspiegels diesseits und jenseits der Niere stoßen, läßt erkennen, daß der Vergleich der prozentualen Konzentration einer bestimmten Substanz nicht ohne gewisse Bedenken zulässig ist: Bei all diesen prozentualen Bestimmungen berechnen wir die feste Substanz auf 100 ccm Flüssigkeit, also auf die Konstante Wasser. Nun ist aber die Wassermenge im Blutserum und den Organflüssigkeiten tatsächlich keine konstante, sondern auch eine variable Größe. Ja, wir können das Wasser geradezu bis zu einem gewissen Grade auch als Stoffwechselprodukt bezeichnen. Wir setzen also bei allen prozentualen Berechnungen zwei Variable in Beziehung und zwar zwei Variable, welche nach inkongruenten Gesetzen wechseln. Eine zuverlässige Beurteilung wird aber die zu untersuchende Variable mit einer wirklich konstanten Größe in Beziehung zu bringen haben und als solche können wir vorderhand nur eine einzige verwenden, und das ist die Zeit, der Faktor t. Das heißt klar ausgedrückt: die in einer bestimmten Zeit, sagen wir 24 Stunden, ausgeschiedene Menge eines bestimmten Stoffes (Kochsalz, Harnstoff, Harnsäure, Wasser usw.) gibt uns einen zuverlässigeren Maßstab, als die prozentuale Konzentration der wasserhaltigen Flüssigkeiten oder Organe oder die Niveaudifferenz zwischen Blut und Harn. Wenn wir diesen Maßstab zugrundelegen, so definiert sich eine krankhaft gestörte Ausscheidung als eine Verlangsamung der Ausscheidungsdauer, und eine solche sehen wir in der Tat als charakteristisch bei den Störungen aller Partiarfunktionen der Niere ausgeprägt. Wir beobachten sie bei der Gicht nach Zulage von Purinkörpern, bei den hypazoturischen Nierenerkrankungen für den Stickstoff, bei den hypohalurischen für das Kochsalz; Neubauer hat die Verlangsamung der Kreatininausscheidung als feines Kriterium für viele Nierenkrankheiten nachgewiesen, und es findet sich eine verschleppte Ausscheidungskurve auch bei der verkleinerten Niere, so z. B. bei einseitiger Nierenexstirpation.

Mit der bisher erörterten Frage über die Funktionsstörungen der Niere steht diejenige nach der Entstehung der Ödeme in nahem Zusammenhang. Es ist eine sicher gestellte Tatsache, daß das Auftreten der Ödeme ausnahmslos und obligat mit einer Störung der Kochsalzbilanz verbunden ist. Unentschieden ist aber noch, welche Rolle die Niere dabei spielt. Von H. Strauß und Widal war ziemlich gleichzeitig die Hypothese aufgestellt worden, daß bei den hydropischen Nierenerkrankungen eine primäre Störung der Kochsalzausscheidung vorhanden sei und daß sich daraus die Retention bedeutender Kochsalzmengen[1]) im Organismus und, zur Erhaltung des osmotischen Gleichgewichtes, auch die Zurückhaltung adäquater Mengen von Wasser erkläre. Als Beweis für die Funktionsstörung der Niere wurde vor allem die Tatsache herangezogen, daß durch Kochsalzzufuhr in der Nahrung nicht nur die Ödeme eine Zunahme erfahren, sondern auch die Kochsalzausscheidung geradezu in ungünstigem Sinne beeinflußt wird. Diese Anschauungen von der primären Rolle der Kochsalzstörungen in der Niere hat bald Widerspruch hervorgerufen. A. Heineke ist ebenso wie ich[2]) auf der

1) Man bedenke, daß in 10 Liter Ödemflüssigkeit nicht weniger als zirka 63 g Kochsalz + 16 g kohlensauren Natrons enthalten sind, während die Reststickstoffmenge sich nur auf etwa 3,5 bis 4,5 berechnet.

2) Verhandl. d. Deutsch. path. Gesellsch. 9. Tagung. 1915.

Meraner Naturforscherversammlung dafür eingetreten, daß außer der Nierenstörung jedenfalls auch noch eine Funktionsstörung im Blut- und Lymphgefäßapparat des Unterhautzellgewebes und der serösen Höhlen eine Rolle spielen müssen, und Heineke konnte den Nachweis führen, daß durch Übertragung des Blutserums von Urantieren auf Chromtiere bei den letzteren die sonst fehlende Neigung zur Ödembildung erzeugt wurde. Bei der Debatte über die Ödeme auf der Naturforscherversammlung in Münster 1912 haben sich alle drei Referenten, Klemensiewicz, Lubarsch und Ziegler für die histogene Entstehung des Ödems ausgesprochen, und Lubarsch ging soweit, das nephrotische Ödem mit dem entzündlichen zu vergleichen. Diese letztere Anschauung kann freilich nicht unwidersprochen bleiben, denn gerade das nephrotische Ödem ist, wie Strauß und Volhard betonen, durch jene eigentümlich seifenwasserartig schillernde zellarme Flüssigkeit gebildet, deren Eiweißgehalt oft nur $^1/_3$—$^1/_2$ % beträgt gegen 5—7 % im Blutserum. Gewiß kommen auch bei Nierenkrankheiten richtig entzündliche, aseptische, offenbar toxisch bedingte Prozesse vor, z. B. an Perikard, Pleura, Retina und Optikus, aber dies trifft nur für die Glomerulonephritiden und Schrumpfnieren mit Erhöhung des Reststickstoffes und Urämiegefahr zu und nicht für die rein hydropischen Nephrosen.

Das Ödem der Nierenkranken nimmt offenbar unter den Ödemen im Allgemeinen eine besondere Stellung ein und muß nach seiner Entstehung anders beurteilt werden, als etwa die Ödeme bei Kreislaufstörungen und Ernährungsschäden. Die eigenartige Lokalisation und der oft nach Art des Quincke'schen neurotischen Ödems überraschend schnell sich vollziehende Wechsel der Anschwellungen, welche bald die Umgebung eines Auges odes des Mundes, bald eine Hand betreffen, und nach ein paar Stunden wieder verschwinden, weist darauf hin, daß lokale Prozesse in den Säfteverhältnissen der Haut eine große Rolle spielen müssen. Dazu kommt, daß A. Heineke auf meiner Klinik den Nachweis führen konnte, daß der Kochsalzgehalt der Hautödeme konstant etwas höher ist, als derjenige des Blutserums des gleichen Patienten (0,62—0,7 %), eine Tatsache, die übrigens von Runeberg schon angedeutet war, und die auch von Hamburger, v. Monakow, H. Strauß[1]) und Zangemeister bestätigt wird. Es kann sich also bei der Ödembildung wohl nicht um eine einfache Filtration des kochsalzhaltigen Wassers aus den Blutgefäßen in die Maschen des Unterhautzellgewebes handeln, sondern man

1) H. Strauß, Die chron. Nierenentzündungen. Berlin 1902.

möchte an einen aktiven Sekretionsprozeß im Sinne von R. Heidenhain denken. Dieser Standpunkt wird auch von Johnson[1]) geteilt, welcher sich äußert: „Die Wassersucht bei Nierenkrankheiten ist ein aktiver Sekretionsprozeß, der ausgeübt wird von den Epithelzellen der Gefäße selbst, und der hervorgerufen wird durch die Anhäufung schädlicher Substanzen im Blut.“ Achard spricht geradezu von einer Avidität der Gewebe für Kochsalz als Ursache der mangelhaften Kochsalzausscheidung durch die Niere, und am schärfsten vertritt Volhard diese Anschauung, indem er die Entstehung der Ödeme ausschließlich auf „extrarenale“ Ursachen in die Gewebe verlegt und eine Störung der Kochsalzausscheidungsfähigkeit der Nieren vollständig leugnet. Zu Gunsten dieser Anschauung, welche also derjenigen von Widal und Strauß strikte entgegengesetzt ist, könnte angeführt werden, daß es Fälle von sogenannter essentieller Wassersucht gibt, die in jeder Beziehung dem Hydrops bei Nierenkranken gleichen, bei denen sich aber weder klinisch noch anatomisch ein Anhaltspunkt für eine Erkrankung der Nieren auffinden läßt (R. Stähelin[2]). v. Wyss[3]) hat in einem solchen Fall, der weder Eiweiß noch Zylinder darbot, den Nachweis geführt, daß durch Darreichung von Kochsalz oder von doppelkohlensaurem Natron die Ödeme gesteigert und durch kochsalzarme Kost zum Verschwinden gebracht werden konnten. Die Salzausscheidung ergab sich bei Belastungsversuchen als schwer gestört. Auch aus dem Felde wurden von verschiedener Seite Fälle mitgeteilt, welche wegen ihres hochgradigen Ödems vollständig wie Kriegsnephritiden aussahen, bei denen aber die Untersuchung des Harnes ein negatives Resultat ergab. Auch die Ödeme der Schwangeren sind, wie Zangemeister[4]) nachweist, wohl kaum mit einer Nierenschädigung in ursächlichen Zusammenhang zu bringen, wenn allerdings auch hier die Kochsalzbilanz gestört ist. Man wird also jedenfalls mit der Möglichkeit rechnen müssen, daß bei den hydropischen Nierenkrankheiten das Ödem der anatomischen und funktionellen Nierenläsion nicht untergeordnet, sondern beigeordnet ist und daß die mangelhafte Kochsalzausscheidung die Folge der Salzretention in den Geweben darstellt, ähnlich wie auch bei der Leberzirrhose mit steigendem Aszites die Kochsalzausscheidung sinkt. Diese Hypothese, welche den Vorzug größter Einfachheit darbietet,

1) Johnson, British medical Journal. 1892. p. 910.

2) R. Stähelin, Zeitschr. f. klin. Med. Bd. 49.

3) v. Wyss, Deutsch. Arch. f. klin. Med. Bd. 111.

4) Zangemeister, Zeitschr. f. Geburtshilfe u. Gynäkologie. Bd. 50 u. 78. Zeitschr. f. gynäkologische Urologie. Bd. 2. Nr. 2.

wird dann als bewiesen angesehen werden dürfen, wenn es sich nachweisen läßt, daß zur Zeit der Entstehung der Ödeme das Blut ärmer an Wasser und Kochsalz ist als normal. Dies ist, wie v. Monakow neuerdings nachgewiesen hat, in der Tat der Fall bei der Pneumonie, bei der wir schon längst wissen, daß sie mit einer auffälligen Abnahme der renalen Kochsalzausscheidung einhergeht. v. Monakow konnte zeigen, daß auf der Höhe der Pneumonie das Blut abnorm konzentriert ist und daß das Serum einen abnorm niedrigen Kochsalzwert bis 0,48 aufweist. Hier findet also in der Tat ein Abströmen kochsalzhaltigen Exsudats aus dem Blut in das Gewebe statt. Volhard und sein Mitarbeiter Keller geben an, daß bei rasch ansteigenden nephritischen Ödemen das Blut abnorm konzentriert und nicht hydrämisch sei, und Nonnenbruch[1]) fand bei der Kriegsniere in den ersten Tagen der Ödembildung einen ungewöhnlich hohen Gehalt des Blutes an roten Blutkörperchen, also eine Bluteindickung. Wenn diese Angaben über die Bluteindickung bei beginnenden Ödemen der Nierenkranken sich bestätigen, so wird man in der Tat die extrarenale Entstehung der Ödeme als bewiesen ansehen können. Zunächst aber haben wir mit der von Hammerschlag[2]), Stintzing und Gumprecht[3]), Reis, H. Strauß und vielen andern hervorgehobenen Tatsache zu rechnen, daß auf der Höhe der Nierenwassersucht das Blut abnorm wasserreich und eiweißarm, also hydrämisch ist. Man wird sagen können, das Blut nimmt eben an der allgemeinen Hydropsie teil und hält aus unbekannten Ursachen Salz und Wasser zurück, so daß diese beiden nicht durch die Niere abströmen können. Dann wäre freilich schwer zu erklären, warum die von einem abnorm wasser- und salzreichen Blut gespeiste Niere diesen Überschuß nicht in den Harn abgießen sollte, falls sie die Fähigkeit hierzu nicht verloren hat.

Kann vielleicht die Hydrämie als primäre Schädigung gelten und das Ödem gewissermaßen als Schutzvorrichtung zur Folge haben? Cohnheim und Lichtheim konnten durch künstlich erzeugte Hydrämie kein Ödem erzeugen, und sie schlossen, daß zur Entstehung der Wassersucht noch ein zweites Moment hinzu kommen müsse, nämlich eine Veränderung der Gefäßwand. Dasselbe Ergebnis hatten Dastre und Loye sowie Magnus, wenn sie große Mengen physiologischer Kochsalzlösungen in die Blutbahn brachten. Wasser und Kochsalz wurden durch die gesunden Nieren prompt wieder ausgeschieden. Wenn da-

1) Nonnenbruch, Kongreß f. innere Medizin, Warschau, 1916, u. Münchner med. Wochenschr. 1916. S. 1131.

2) Hammerschlag, Zeitschr. f. klin. Med. Bd. 21. S. 1892.

3) Stintzing u. Gumprecht, Deutsches Arch. f. klin. Med. Bd. 53.

gegen durch Chloroform oder durch Arsen die Gewebe (oder die Nieren?) geschädigt wurden, so traten Ödeme auf. Dasselbe geschah, wenn Magnus vor der Kochsalzinfusion die Nieren exstirpiert hatte oder die Ureteren abband. Schlayer zeigte, daß die in die Blutbahn eingegossene Kochsalzlösung außerordentlich rasch die Blutbahn verläßt und in die Gewebe abströmt. Abel konnte bei seinen Versuchen über die künstliche Niere allgemeine Ödeme erzeugen, wenn er das Blut der Tiere längere Zeit gegen eine Kochsalzlösung von 0,9 % diffundieren ließ, während es bei einer niedrigeren Kochsalzlösung von 0,55 bis 0,6 nicht auftrat. Können wir daraus nicht den Schluß ziehen, daß Überschwemmung des Blutes mit Kochsalz und Hydrämie unter Umständen zu Ödemen Veranlassung geben kann, daß aber eine Hydrämie nur dann längere Zeit bestehen bleiben kann, wenn die Wasser- und Kochsalzausscheidung durch die Nieren krankhaft gestört ist? Wenn es auch als wahrscheinlich angenommen werden muß, daß Ödeme auch bei Nierenkranken rein extrarenal durch lokale oder allgemeine Gewebsschädigung entstehen können, so kann doch andererseits ein langes Andauern des ödematösen Zustandes mit Hydrämie vielleicht nur dann zustande kommen, wenn die Kochsalz- und Wasserelimination geschädigt ist, und zweifellos können Ödeme nur dann verschwinden, wenn diese Nierenfunktionen normal sind oder wieder zur Norm zurückkehren; und zwar ist dann das Wiederauftreten einer erhöhten Kochsalzkonzentration des Harnes wichtiger als dasjenige einer Polyurie. Wenn auch sehr vieles für die rein extrarenale Entstehung mancher Ödeme spricht, so wird man doch andererseits die Möglichkeit nicht in Abrede stellen können, daß auch aus renalen Ursachen Ödeme entstehen können, und zwar dann, wenn das Kochsalz- und Wasserausscheidungsvermögen der Niere ernstlich und für längere Zeit gestört ist. Auch hier dürfte das Kochsalzausscheidungsvermögen wichtiger sein als das Wasserausscheidungsvermögen, denn dem Wasser stehen noch andere Abflußmöglichkeiten offen (Schweiß, Atmung), dem Kochsalz aber kaum. Man sieht bekanntlich beim Verschwinden der Ödeme häufig starke Schweiße auftreten, während beim Ansteigen der Wassersucht die Schweißbildung versiegt. Daß es aber Kochsalzausscheidungsstörungen der Niere gibt, wurde oben bei Besprechung der Funktionsstörungen auseinandergesetzt. Daß ein inniger, aber freilich nicht obligater Zusammenhang zwischen Wassersucht und Nierenkrankheiten anzunehmen ist, ergibt sich schon aus der Häufigkeit der Koinzidenz und aus der meist sehr bedeutenden Schwere der eigentlichen Nierenerscheinungen, Albuminurie, Zylindrurie und pathologisch-anatomischem Befund.

Nachdem man früher den Ort der Kochsalz- und Wasserausscheidung in die Glomeruli verlegt hatte, hat A. Heineke auf Grund seiner Experimente darauf hingewiesen, daß bei der Degeneration der Kanälchenepithelien eine Abnahme und bei deren Regeneration eine Wiederherstellung des Kochsalzausscheidungsvermögens beobachtet wird. Auch Schlayer hat sich der Anschauung angeschlossen, daß die Kochsalzausscheidung hauptsächlich in den Tubuli geschieht. In der Klinik ist das Zusammenvorkommen von Ödem und von anatomischen Veränderungen der Harnkanälchen so geläufig, daß der Ausdruck parenchymatöse Nephritis in ärztlichen Kreisen vielfach als gleichbedeutend mit hydropischer Nierenerkrankung gebraucht wird. Und doch ist dieser Zusammenhang nichts weniger als wie bewiesen. Es sei darauf hingewiesen, daß bei einer charakteristisch tubulären Nierenschädigung, nämlich der Sublimatniere, Ödeme wohl immer vermißt werden und daß die Kriegsniere, die mit besonders schweren Ödemen einherzugehen pflegt, nach dem übereinstimmenden Urteil der Armeepathologen keine oder jedenfalls nur inkonstante und geringe Epithelläsionen aufweist. Andererseits pflegen Ödeme bei den schwersten akuten und chronischen Glomeruluserkrankungen meist zu fehlen, und wenn bei einer Schrumpfniere der größte Teil aller Glomeruli völlig verödet ist, so bleibt doch die Kochsalzausscheidung und die Wasserausscheidung meist bis kurz vor dem Tode normal, ja es findet häufig sogar eine gewisse Eindickung des Blutes statt. Veil fand bei Schrumpfniere unter 21 Fällen 12mal Hämoglobinwerte über 100, Blutkörperchen von 5,5 bis 7,3 Millionen und Serumeiweiß zu 7,4 bis 9,24 %. Der vermehrte Tonus der Gefäße äußert sich in Erhöhung der Blutkonzentration. Man möchte vermuten, daß die Erweiterung und Hyperplasie der gewundenen Harnkanälchen, die man bei Schrumpfniere als Höcker zwischen den geschrumpften Glomeruli hervorragen sieht, die Wasser- und Kochsalzelimination besorgen. Zeigt doch die bedeutende Erweiterung dieser Kanälchen an, daß sie mit Sekret, also mit Harn gefüllt waren. Die Beziehungen zwischen dem funktionellen Verhalten der Niere und dem histologischen Bild sind vorderhand noch sehr wenig geklärt. Wir haben noch kein Mittel, um der Niere anzusehen, ob ihre einzelnen Funktionen erhalten waren oder nicht, und auf der Brücke zwischen der funktionellen und der morphologischen Forschung entstehen die häufigsten Irrtümer und Unsicherheiten. Anatomisch können wir jedenfalls nicht unterscheiden, welche Gewebsläsionen der Niere vorhanden sein müssen, damit das Bild des Ödems zustande kommen kann.

Wenden wir uns nun zu dem Begriff der Urämie. Der alte Name wollte die Hypothese ausdrücken, daß für gewisse schwere Krankheitserscheinungen ein Übertritt des Harnes in das Blut als Ursache angenommen werden müsse und daß somit eine gewisse Selbstvergiftung vorliege. Es ist aber eine moderne Umdeutung des alten Namens, wenn man darunter jetzt die Anhäufung nur eines bestimmten Harnbestandteiles, nämlich des Harnstoffes, im Blute verstehen will.

Es ist schon lange bekannt, daß die schweren Krankheitserscheinungen, welche man unter dem Namen der Urämie zusammenfaßte, unter recht verschiedenen Bildern auftreten können. Ascoli hat im Jahre 1904 darauf hingewiesen, daß die bei einfacher Harnsperre oder bei Nierenexstirpation auftretenden Krankheitserscheinungen ohne Krämpfe zu verlaufen pflegen, und er trennte sie deshalb als Nierensiechtum von der eigentlichen Urämie, die durch Krämpfe charakterisiert sei, ab. Nachdem neuerdings durch Strauß, Lindemann und andere die Erhöhung des Reststickstoffs, also des Harnstoffgehaltes im Blut als ein sehr charakteristisches Symptom vieler Urämien nachgewiesen worden war, wurde erkannt, daß gerade diejenigen Fälle, welche mit sehr bedeutender Reststickstofferhöhung, also mit einer Zurückhaltung von Harnstoff im Blute einhergehen, sehr häufig, wenn auch nicht immer, ohne Krämpfe verlaufen, und daß andererseits gerade bei den ausgesprochenen Krampfurämien der Reststickstoff häufig vollkommen normal ist. Die alte Einheitlichkeit des Urämiebegriffs konnte also nicht mehr aufrecht erhalten werden. Da es aber widersinnig gewesen wäre, den Namen Urämie gerade für diejenige Form nicht zu gebrauchen, wo doch die Urea, der Harnstoff, im Blute in großer Menge nachgewiesen werden kann, so wurde im Gegensatz zum alten Sprachgebrauch und zu Ascoli das meist ohne Krämpfe verlaufende Nierensiechtum als eigentliche Urämie bezeichnet und die mit Krämpfen und ohne Reststickstofferhöhung einhergehenden Formen als Pseudourämie. Ich möchte mich diesem von Volhard und Strauß ausgehenden Vorschlag nicht anschließen, denn es hat sein Mißliches, den springenden Punkt einer Begriffsbestimmung in ein Symptom zu verlegen, das der praktische Arzt am Krankenbett nicht festzustellen vermag, sondern das nur mit den Hilfsmitteln einer modern eingerichteten Klinik nachgewiesen werden kann. Überdies gehen die einzelnen Formen der Urämie derartig ineinander über und sie kombinieren sich so häufig, daß es dem Arzt schwer ist, einen scharfen Unterschied zwischen Urämie und Pseudourämie aufzustellen. Ich möchte deswegen vorschlagen, den alten ärztlichen

Begriff der Urämie in vollem Umfang beizubehalten, wohl aber mit Reis und andern neueren Autoren die kachektische Form (das Nierensiechtum), die Krampfform und die gemischte Form zu unterscheiden. Von der Krampfform wissen wir sowohl bei den eigentlichen Nierenkrankheiten, als auch bei der Eklampsie der Schwangeren, daß sie sehr häufig ohne Erhöhung des Reststickstoffes einhergeht. Widal und besonders Ambard nehmen an, daß eine Übersättigung der Gewebe und namentlich des Gehirns mit Kochsalz dieser Form zugrunde liegt. Richet hat durch Kochsalzinjektionen in der Tat Krämpfe erzeugen können. Während die Beziehungen der Krampfform zu der Kochsalzüberladung und damit zu Störungen des osmotischen Gleichgewichts noch nicht festgestellt sind, haben D. Gerhardt, Volhard und andere auf die Häufigkeit des Hirnödems und der intralumbalen Drucksteigerung und auf die günstige Wirkung der Lumbalpunktion hingewiesen. Zangemeister bestätigt diese Angaben für die Eclampsia gravidarum, und er leugnet somit die frühere Anschauung, daß bei dieser ein Krampfgift besonderer Art vorhanden sein müsse, welches aus dem Ei stamme. Nachdem R. v. Jaksch[1]) als erster auf die bei der Urämie vorkommende Azidosis hingewiesen hatte, haben ferner Peabody[2]) und Henderson[3]) diese Angabe bestätigt und Straub und Schlayer[4]) die Azidosis und die Verminderung der Kohlensäuretension des Blutes als wichtig für das Zustandekommen der Urämie hingestellt. Doch kann die Azidose wohl kaum die alleinige Ursache der Urämie sein, weil es sonst wahrscheinlich wäre, daß man sie durch Alkaligabe beseitigen könnte. Bei solcher Unsicherheit wird es zweckmäßig sein, eine allzu scharfe Trennung einzelner Urämieformen vorläufig noch zu unterlassen.

Den Ausdruck Pseudourämie werden wir wohl besser auf jene Fälle reservieren, wo gewisse, meist auf Arteriosklerose beruhende zerebrale Krankheitssymptome fälschlicherweise als urämisch gedeutet worden waren, tatsächlich aber durch arteriosklerotische Erweichungsherde bedingt sind.

Die Frage der bei manchen Formen der Nierenkrankheiten vorkommenden Herzhypertrophien kann nur im Zusammenhang mit der Blutdrucksteigerung und der Arteriosklerose besprochen

1) R. v. Jaksch, Zeitschr. f. klin. Med. 1888. Bd. 13.

2) Peabody, Archives of interne medicine. 1914. Bd. 14.

3) Henderson, Journal of biological chemistry. 1911.

4) Straub u. Schlayer, Münchner med. Wochenschr. 1912. Nr. 11. — Straub ebenda. 1914. S. 1499.

werden, denn die Herzhypertrophie findet sich nur in solchen Fällen, wo eine Blutdrucksteigerung besteht oder wenigstens früher vorhanden war. Eine primäre oder idiopathische Herzhypertrophie dürfte nicht anzunehmen sein.

Die Diagnose der Herzhypertrophie stößt deswegen intra vitam oft auf Schwierigkeiten, weil sie an sich zu keiner nennenswerten Vergrößerung der Herzfigur über die normal zulässigen Werte hinaus zu führen braucht. Jede erheblichere Vergrößerung der Herzfigur muß aber als Zeichen einer Erweiterung, also einer Inhaltszunahme der Herzhöhlen aufgefaßt werden. Die verstärkt fühlbare Pulsation, sei es über dem rechten Ventrikel oder über der linken Herzgrenze, ist, wie ich mich durch die Leichenschau überzeugt habe, weniger ein Zeichen der Hypertrophie als dafür, daß der betreffende Herzabschnitt sich gegen erhöhte Hindernisse entleert, und zwar gilt dies namentlich für jene hebenden, andrängenden Herzstoßformen, welche auf der Kurve eine ansteigende Form des Plateaus darbieten. Dieser entspricht dann bei linksseitigen Hypertrophien meist auch eine analoge Form der Arterienpulskurve, d. h. eine hohe systole Nebenwelle. Wenn ein Herzabschnitt lange Zeit hindurch gegen erhöhte Widerstände arbeitet, wird man wohl mit Recht annehmen dürfen, daß seine Muskulatur hypertrophisch sei. Dagegen haben jene Herzstoßformen, welche die Brustwand nur kurzdauernd erschüttern, nichts mit einer Hypertrophie zu tun, sie dürften ein Zeichen einer abnorm schnell verlaufenden Zusammenziehung der Ventrikelmuskulatur sein[1]).

Eine Herzhypertrophie dürfte also nur dann auftreten, wenn die dem Herzen auferlegte Arbeit dauernd abnorm groß ist, d. h. in unserem Falle, wenn sich der linke Ventrikel dauernd gegen einen erhöhten arteriellen Druck entleeren muß. Die Erhöhung des Blutdrucks im arteriellen System, also die Hypertonie, ist aber andererseits die Resultante aus zwei Faktoren, nämlich 1. der Druckkraft des linken Ventrikels und 2. der Widerstände, welche sich dem Abfluß des Blutes in der Peripherie entgegenstellen. Ein gesunder Herzmuskel kann bei rasch eintretender Erschwerung des Abflusses eine bedeutende Blutdrucksteigerung selbst über 200 mm Quecksilber zustandebringen, wie uns das Beispiel der in wenigen Tagen eintretenden Hypertonie bei der Scharlach- und Kriegsniere, sowie bei der Bleikolik zeigt. Der Herzmuskel wird bei langdauernder Erschwerung des peripherischen Blutabflusses in einigen Wochen hypertrophieren (Friedländer). Ein kranker, schwacher Herzmuskel dagegen wird trotz Erhöhung der peripherischen Widerstände keine Erhöhung des Blutdruckes zustandebringen. Während z. B. die Bleischrumpfniere gewöhnlich mit einer gewaltigen Hypertonie einhergeht, kam auf meiner Klinik ein Fall zur Beobachtung und Sektion, der trotz der schwersten Erkrankung der Arteriolen und Glomeruli in der geschrumpften Niere nur einen Blutdruck von 120—140 dargeboten

1) Berl. klin. Wochenschr. 1895. Nr. 13, 35 u. 38.

hatte. Der Herzmuskel erwies sich als schlapp und mikroskopisch als schwer erkrankt, von vielen Schwielen durchzogen. Wir sehen das Ausbleiben einer erwarteten Blutdruckerhöhung oder das Absinken einer früher konstatierten Hypertonie besonders auch dann, wenn die Ernährung des Herzmuskels notleidet, z. B. bei Koronararteriensklerose. Ich beobachte seit langem einen Fall von Angina pectoris, wo früher der Blutdruck jahrelang um 260 betrug. Jetzt, wo es dem Patienten weniger gut geht, ist der Blutdruck auf 150 gesunken. Bei den Schrumpfnierenkranken pflegt die auf einem Nachlassen der Herzkraft beruhende Senkung des früher erhöhten Blutdrucks die Gefahr einer Urämie herbeizuführen. Päßler und Heineke fanden, daß nach experimenteller Nierenverkleinerung in jenen Fällen die Herzhypertrophie, wie auch die Blutdrucksteigerung ausblieb, wo der Organismus so weit vergiftet war, daß allgemeine Kachexie auftrat. Dementsprechend sehen wir auch bei Menschen, welche an allgemeiner Kachexie oder z. B. an schwerer Tuberkulose leiden, Herzhypertrophie und Blutdrucksteigerung bei solchen Nierenkrankheiten ausbleiben, die sonst regelmäßig zur Hypertonie führen.

Da eine aktive Rolle der Kapillaren bei der Fortbewegung des Blutes (im Sinne Hasebroek's) wohl als abgetan oder zum Mindesten als unbewiesen gelten kann, und da andererseits eine Erhöhung der Blutviskosität praktisch kaum ins Gewicht fällt, so wird man für das Zustandekommen einer allgemeinen Blutdrucksteigerung eine weitverbreitete Verengerung der mit Ringmuskeln versehenen kleineren und kleinsten Arterien, und vielleicht auch der Kapillaren als notwendig voraussetzen müssen. Die Erkrankung der großen und mittleren Arterien pflegt dagegen erfahrungsgemäß nicht zu einer Blutdrucksteigerung Veranlassung zu geben: auch die schwerste Aortenlues und eine hochgradige Atherosklerose der Brachialis und der Femoralis, ja selbst des viel genannten Tripus Halleri, geht ohne Blutdrucksteigerung einher, dagegen finden wir die auf weite Gebiete ausgebreitete Sklerose der feinsten Arterien, wie sie von Gull und Sutton und neuerdings von Jores als Systemerkrankung beschrieben worden ist, ganz gewöhnlich mit hoher Blutdrucksteigerung vergesellschaftet, vorausgesetzt, daß das Herz leistungsfähig ist. Da also die Erkrankung der kleinen und kleinsten Arterien klinisch und pathologisch-anatomisch sich von derjenigen der großen und mittleren wesentlich unterscheidet, dürfte es zweckmäßig sein, sie auch durch einen besonderen Namen zu kennzeichnen, und ich möchte vorschlagen, sie als Arteriolosklerose zu bezeichnen, da der Name arteriokapillary fibrosis (Gull und Sutton) oder Angiosklerose (von Basch) nicht ganz einwandfrei ist.

Da hohe Blutdrucksteigerungen vor allem auch bei Schrumpfnieren gefunden wurden, so lag ursprünglich der Gedanke nahe, daß eine Einengung der Nierenblutgefäße und zwar des Glomerulusapparates mechanisch die Blutdrucksteigerung zur Folge hätte. Doch kann diese Erklärung unmöglich richtig sein, denn ein experimenteller Verschluß der Arteriae renales hat keine Blutdrucksteigerung zur Folge, ebenso wenig wie auch die Verengerung und der Verschluß der Brachialis oder Femoralis, also von Arterien, die noch größer sind als die Nierenarterien.

Auf meine Veranlassung hat Herr Dr. Peter durch zentripetale Bewicklung der Extremitäten mit Gummibinden eine Esmarch'sche Blutleere erzeugt und dabei den Blutdruck an dem einen freigelassenen Arm gemessen. Bei gesunden jungen und älteren Männern hat die Esmarch'sche Blutleere der beiden unteren Extremitäten bis zur Inguina und die dadurch erzeugte Zurückdrängung einer nicht unbedeutenden Blutmenge aus den beiden Beinen in den übrigen Körper keine Blutdrucksteigerung erzeugt, ja selbst die Abklemmung der Bauchaorta nach Momburg hatte keine Drucksteigerung zur Folge.

Der Blutdruck betrug:

vor Anlegung der Gummibinde	130,	132,	120,	130,	98,	112,	136
während der Esmarch'schen Blutleere	137,	130,	110,	131,	98,	110,	131
während der Abklemmung der Bauchaorta	—	128,	111,	135,	110,	103,	—

Ja selbst bei älteren Männern mit Arteriosklerose stieg bei der Wicklung beider Beine bis zur Inguina der Blutdruck in der Brachialis nur von 180 auf 195, von 170 auf 175, von 177 auf 180, von 177 auf 183 und von 160 auf 170.

Es ergibt sich aus diesen Versuchen, daß die Ausschaltung von zwei Arterien, die wesentlich größer sind als die Nierenarterien, und die Zurückdrängung eines sehr erheblichen Teiles der Gesamtblutmasse in das übrige Gefäßsystem ohne nennenswerten Einfluß auf den allgemeinen Blutdruck ist. Durch sofort einsetzende regulatorische Erweiterung anderer Gefäßbezirke ist der Blutdruck bei Gesunden auf der alten Höhe erhalten geblieben. Es müssen also noch größere Gefäßbezirke als diejenigen der beiden Femorales verengt sein, wenn eine erhebliche Blutdrucksteigerung die Folge sein soll, oder es muß die kompensatorische Erweiterung ungenügend sein, d. h. es muß sich die Störung auf sehr weite Gebiete ausdehnen. Man wird dabei auf Grund der Versuche von Ludwig an das vom Splanchnikus beherrschte Gebiet des Tripus Halleri denken, der ja beim Momburg'schen Versuch nicht mit abgeklemmt werden dürfte. Daß dieses Gefäßgebiet auch für den Blutdruck beim Menschen von Bedeutung sein kann, wird durch die Beobachtung wahrscheinlich gemacht, daß bei schwerer Bleikolik mit kahnförmig eingezogenem Leib der Blutdruck auf 180 und höher zu steigen pflegt und nach Beendigung der Kolik wieder auf normale Werte absinkt. Aber das

Splanchnikusgebiet dürfte, wenigstens beim Menschen nicht ausschließlich für die Blutdruckhöhe maßgebend sein, sieht man doch bei dem febrilen Schüttelfrost, der hauptsächlich mit einer allgemeinen Verengerung der Hautarterien einhergeht, den Blutdruck bedeutend, z. B. auf 180 ansteigen. Auch können kalte Bäder älteren Leuten mit Hochdruck lebensgefährlich werden. Eugen Weiß hat bei Hypertonien Veränderungen in den Kapillargefäßen der Finger beobachtet.

Wenn also die Verengerung des Nierenkreislaufes und speziell die Einschränkung der Glomeruluskapillaren unmöglich hinreicht, um als mechanische Ursache die allgemeine Blutdrucksteigerung zu erklären, so muß doch irgend ein anderer ursächlicher Zusammenhang zwischen gewissen Formen der Nierenkrankheiten und der Blutdruckerhöhung bestehen. Dafür spricht nicht nur die obligate Kombination der genuinen und sekundären Schrumpfniere mit der Hypertonie, sondern auch das rasche Auftreten der Blutdrucksteigerung bei der Scharlachniere und Kriegsniere und anderen akuten diffusen Glomerulonephritiden, schließlich auch die von Päßler und Heineke beobachtete Blutdrucksteigerung bei experimenteller Verkleinerung der Niere auf mindestens $^1/_4$ der ursprünglichen Organmasse. Kann man bei diesen Zuständen noch daran denken, daß die Verengerung des Nierenkreislaufes anzuschuldigen ist, so ist dies nicht möglich in jenen Fällen, wo die Gefäße sich als anatomisch intakt erweisen. In zwei Fällen totaler mehrtägiger Harnsperre durch Ureterenabknickung und Nierensteine bei reflektorischer Anurie der andern Seite wurde ein allmähliches Ansteigen des Blutdrucks bis auf 180 beobachtet; nach Lösung der Sperre und Ausstoßung des Steines sank der Blutdruck binnen kurzem wieder auf 120 und 110 zurück [v. Monakow[1])]. Bei Hydronephrosen in Folge von Prostatahypertrophie oder narbiger Harnröhrenstriktur konnte in einigen Fällen Blutdrucksteigerung bis auf 200 beobachtet werden, und nach Beseitigung des Hindernisses durch Operation oder Dauerkatheter ein Absinken auf 130 und 116. Solche Beobachtungen lassen wohl kaum einen anderen Schluß zu, als den, daß es nicht eine Störung des Nierenkreislaufs, sondern vielmehr eine Beeinträchtigung der Nierenfunktion ist, welche die Blutdrucksteigerung zur Folge hat, und am nächsten liegt es anzunehmen, daß eine Zurückhaltung gewisser Stoffwechselprodukte die Blutdrucksteigerung zur Folge haben, doch sind auch andere Möglichkeiten denkbar. Da die genuinen Nephrosen und überhaupt alle Nierenkrankheiten, welche die Stickstoffausscheidung

1) v. Monakow, Deutsch. Arch. f. klin. Med. 1914. Bd. 115.

intakt lassen, ohne Blutdrucksteigerung einhergehen, so dürfte es nicht die Störung der Kochsalzbilanz sein, welche die Blutdrucksteigerung im Gefolge hat. Vielmehr sehen wir solche Nierenkrankheiten, welche mit ungenügender Stickstoffausscheidung und früher oder später mit Erhöhung des Reststickstoffs im Blute einhergehen, fast ausnahmslos zur Blutdrucksteigerung führen. Das sind in erster Linie die akuten und chronischen Erkrankungen der Glomeruli, aber das Beispiel der Hydro- und Pyonephrose sowie der Steinniere und der verkleinerten Niere zeigt, daß auch anderweitig bedingte Ausscheidungsstörungen zur Hypertonie Veranlassung geben können. H. Strauß weist darauf hin, daß alle hypertonischen Nierenkrankheiten die Gefahr der Urämie darbieten können, und er denkt an die Möglichkeit, daß die blutdrucksteigernden Substanzen identisch sein können mit den urämieerzeugenden.

Angesichts des erwiesenen Zusammenhangs zwischen gewissen Nierenkrankheiten und Blutdrucksteigerungen wird man mit Recht die Frage aufwerfen können, ob der Hypertonie jedesmal eine Nierenstörung zu Grunde liegt, wie Huchard schließlich annahm. Diese Schlußfolgerung dürfte entschieden zu weit gehen, denn es gibt andauernde Hypertonien hohen Grades mit Herzhypertrophie, wo wir bei jahrelanger Beobachtung keine Zeichen einer Nierenerkrankung und keine Retention von stickstoffhaltigen Stoffwechselprodukten nachweisen konnten. Ich habe in einer Anzahl von Fällen bei älteren Personen mit dauerndem Blutdruck von über 200 absolut normale Reststickstoffwerte im Blut beobachten können. v. Stauffenberg hat auf meiner Klinik mehrere Fälle von Gehirnarteriensklerose mit multiplen Erweichungsherden (Aphasie, Apraxie, Hemianopsie usw.) beobachtet, bei denen wegen des dauernd hohen Blutdrucks und der Herzhypertrophie trotz normalen Verhaltens des Harns an eine Schrumpfniere gedacht worden war. Die Sektion und die histologische Untersuchung der makroskopisch normal aussehenden Nieren hat nur eine äußerst geringfügige, auf einzelne kleine Bezirke zerstreute sklerotische Veränderungen der Nierengefäße ergeben, in nicht höherem Grade als man dies bei dem entsprechenden Alter von 60 Jahren und darüber wohl immer findet. Im Allgemeinen waren die Nierengefäße und vor allem die Glomeruli durchweg intakt. Auch in dem oben angeführten Fall von Nierenerkrankung bei strumöser Entartung der Schilddrüse erwiesen sich die Nierengefäße als so gut wie ganz intakt. Das klassische Syndrom: Blutdrucksteigerung, Herzhypertrophie und Gehirnerscheinungen kann also unter Umständen zu der irrigen Annahme einer Schrumpfniere Veranlassung geben. v. Monakow hat zwei Fälle von jugendlicher Hypertonie untersucht. Der eine dieser Fälle, ein 22jähriges Mädchen, zeigte eine erhebliche Labilität des Gefäßsystems, heftige Migräneanfälle, Pseudoangina pectoris und Blutdruckzahlen, welche mit erheblichen Schwankungen oft bis zu 300 mm Hg. in die Höhe gingen. Seit einem Jahre ist der Blutdruck nicht mehr unter 180 heruntergegangen. Die Ausscheidung des Chlors, des Gesamtstickstoffs, des Kreatinins, der Harnsäure und des Harnstoffs erwies sich auch bei Zulage als vollkommen normal und ebenso auch der Reststickstoff des Blutes. Der Harn zeigte normales spezifisches Gewicht, kein Eiweiß und keine Zylinder, doch soll nicht verschwiegen werden, daß sich nach 2jähriger Beobachtung in den letzten Wochen vorübergehend eine minimale Albuminurie nach Angina geltend gemacht hat. Die Patientin ist zu Hause plötzlich gestorben, und zwar offenbar einem Schlaganfall erlegen; eine Sektion konnte leider nicht gemacht werden. — Ein anderer Fall von juveniler Hypertonie ohne Abuminurie verhielt sich bei sorgfältig durchgeführter Funktionsprüfung ebenso und auch Umber[1]) und Erich Meyer[2]) berichten über ähnliche Beobachtungen.

Wir dürfen also aus diesen Untersuchungen den Schluß ziehen, daß hochgradige Hypertonien auch ohne Nierenerkrankungen anatomischer oder funktioneller Art vorkommen können.

Wie sind diese Fälle zu erklären? Wir wissen 1., daß gewisse Gifte den Blutdruck vorübergehend zu steigern vermögen, so das Adrenalin, das Blei und andere. Wir haben einen Fall hochgradiger Bleivergiftung mit Kolik und hoher Blutdrucksteigerung beobachtet, der an einer Enzephalopathie zu Grunde ging. Die histologische Untersuchung der Nieren ergab keine krankhaften Veränderungen. 2. kennen wir Blutdrucksteigerungen durch nervöse Einflüsse, u. a. sind Migräneanfälle nicht selten von Blutdrucksteigerung, ja selbst von Drucksteigerungen des Liquor cerebrospinalis begleitet. Bei Hunden läßt sich durch nervöse Erregung, z. B. beim Anblick einer Katze, nicht nur Blutdrucksteigerung, sondern geradezu auch Polyglobulie durch Eindickung des Blutes erzielen. Unter den Fällen juveniler Hypertonie findet man großenteils nervöse, oft degenerierte Individuen, und der dauernden Hypertonie geht oft eine lange Leidensgeschichte nervöser Funktionsstörungen und Minderwertigkeit voraus, auch stehen die Beziehungen zwischen Hypertonie, Arteriosklerose und Schreckneurose fest. 3. kann die Hypertonie auch durch eine

1) Umber, Berl. klin. Wochenschr. 1916. Nr. 47.

2) E. Meyer, Briefliche Mitteilung.

weit verbreitete Verengerung der feinsten Arterien begründet sein[1]). Ja, bei einer lang andauernden schweren Hypertonie wird man immer an das Vorhandensein einer weitverbreiteten Arteriolosklerose denken im Sinne von Gull und Sutton und Jores[2]).

Die Arteriolosklerose ist aber nicht immer als Systemerkrankung auf sehr weite Gebiete verbreitet, sie kann auch vorwiegend auf einzelne Organe lokalisiert sein, z. B. auf das Gehirn, oder das Pankreas. In diesem Falle werden sich Gehirnerscheinungen oder vielleicht ein Diabetes in den Vordergrund drängen. Die Arteriolosklerose kann aber auch die Niere mit einbeziehen oder vorwiegend ergreifen und dann wird das Bild der arteriolosklerotischen Schrumpfniere mit oder ohne Funktionsstörung zur Entwicklung kommen. Ja, wenn eine weit verbreitete Arteriolosklerose nicht etwa durch eine Gehirnbeteiligung oder eine interkurrente Krankheit frühzeitig unterbrochen wird, sondern sich sehr lange Zeit hin erstreckt, wird sie schließlich wohl immer auch die Niere in Mitleidenschaft ziehen und die Häufigkeit solcher Fälle ist es, welche zu der Anschauung Veranlassung gab, als ob immer eine arteriolosklerotische Nierenerkrankung der Hypertonie zu Grunde läge. Mit demselben Recht oder vielmehr mit demselben Unrecht könnte man aber auch schließen, daß jedesmal eine Gehirnerkrankung der Blutdrucksteigerung zu Grunde liegen müsse, denn auch die feineren Gehirnarterien werden bei langdauernden arteriosklerotischen Hypertonien nur selten ganz verschont bleiben.

Es wäre aber ein Irrtum, anzunehmen, daß jede Hypertonie auf einer systematischen anatomischen Verengerung der feinsten Arterien beruhen müsse. Eine solche mechanische Erklärung kann angesichts der häufigen Hypertonien rein funktioneller und vorübergehender Art nicht aufrecht erhalten bleiben. Man denke nur an die nach einigen Wochen wieder vorübergehenden Blutdrucksteigerungen bei der Scharlachniere, der Kriegsniere und der Bleikolik.

Die Beziehungen der Nierenkrankheiten zur Arteriosklerose sind zweifacher Art.

Erstens können gewisse Nierenkrankheiten durch funktionelle Störungen offenbar toxischer Art die Arteriosklerose sekundär zur

---

1) Jores, Virchow's Archiv. Bd. 178. S. 367. — Entwicklung und Wesen der Arteriosklerose. Wiesbaden 1903. — Deutsch. Arch. f. klin. Med. Bd. 94.

2) Besonders schön läßt sich die Verengerung der Arteriolen oft am Augenhintergrund beobachten, worauf auch Volhard hinweist, und die ophthalmoskopische Untersuchung kann deshalb zum Nachweis einer generalisierten Arteriolosklerose von großer diagnostischer Bedeutung sein.

Folge haben. Ich habe mehrere Fälle beobachtet, wo eine schwere diffuse Nierenerkrankung sich im jugendlichen oder mittleren Lebensalter auf infektiöser Basis akut entwickelt hatte (nach Osteomyelitis, Pneumokokkeninfektion, eiternden Wunden) und wo nach ein- bis dreijährigem Verlauf der Tod an Urämie eintrat. Die Obduktion ergab eine weitverbreitete hochgradige Arteriosklerose mit schwerer lipoider Degeneration der Elastika und Intima und zwar betrafen diese atherosklerotischen Veränderungen vorwiegend die großen und mittleren Arterien, nicht bloß der Niere sondern auch des Pankreas. der Milz, der Leber, sowie Brachialis, Radialis und Femoralis. Die feinsten Arterien, auch der Niere, waren relativ weit weniger ergriffen. Da in einigen dieser Fälle die Blutdrucksteigerung nicht exzessiv war und über 150 nicht hinausging, kann eine Abnützung der Arterien durch Blutdrucksteigerung wohl kaum in Betracht kommen, sondern man wird auch an toxische Einflüsse von dem mit Stoffwechselprodukten überladenen Blute denken müssen. Andererseits wird aber auch das mechanische Moment einer durch Niereninsuffizienz bedingten exzessiven Blutdrucksteigerung zur Schädigung der Arterienwand führen können. Bei der Hypertonie hyperplasiert anscheinend vor allem die Muskularis, wie dies unter anderem bei der Bleiniere und der Aorteninsuffizienz beobachtet wird, und das Beispiel der chronischen Adrenalinvergiftung zeigt, daß eine übermäßig überlastete Media mit der Zeit auch degenerativen Prozessen verfallen kann. Es kann durch den Hochdruck aber auch die Elastika und Intima notleiden. Man denke nur, was es bedeutet, wenn ein Druck von 250 Hg und darüber dauernd auf die Arterienwand einwirkt. Denkt man sich in die Arteria cubitalis ein Glasrohr eingebunden, so würde darin bei normalem Blutdruck die Blutsäule 1,4 m steigen. Bei einem Blutdruck von 200 dagegen eine Höhe von 2,40 m und bei 300 eine solche von 3,60 m erreichen. Man kann sich vorstellen, daß ein solcher Blutdruck nicht ohne nachteiligen Einfluß auf die Arterienwand bleiben kann.

Zweitens kann die Arteriosklerose aber auch das primäre Leiden darstellen und die Niere sekundär in Mitleidenschaft ziehen: Je nachdem die mittleren oder feinsten Arterien der Niere erkrankten, wird bald mehr das von Ziegler geschilderte Bild der grobhöckerigen oder das der feinhöckerigen Nierenschrumpfung entstehen, und je nach der Ausdehnung des Prozesses auf einen geringeren oder auf den größten Teil der Glomeruli wird das klinische Bild der Niereninsuffizienz sich einstellen oder fehlen können.

Die Ursachen der Arteriosklerose sind außerordentlich mannigfaltig: sie kommt als einfache Abnützungskrankheit im hohen Alter und bei abgearbeiteten Individuen vor und betrifft dann größtenteils die mittleren Arterien ohne Blutdrucksteigerungen zu erzeugen. Sie kann durch Nährschäden erzeugt werden, vielleicht durch allzu üppige Lebensweise und Alkoholismus, oder, wie das Tierexperiment zeigt, durch toxisch wirkende Nahrungsmittel. Beim Kaninchen hat Hueck typische Atherosklerose durch Eiernahrung hervorgerufen. Es ist sicher erwiesen, daß manche Infektionskrankheiten akuter und chrorischer Art Arteriosklerose erzeugen können und zwar ohne daß eine Blutdrucksteigerung dabei die Brücke bilden würde. Hierher gehört auch die Syphilis, deren Wirkung auf die Aorta und die Gehirnarterien längst anerkannt ist, die aber auch für die arteriolosklerotische Erkrankung der Niere eine weit größere Rolle spielen dürfte, als bisher noch angenommen wird. Auch scheint erbliche Veranlagung, angeborene oder erworbene Neuropathie zu Arteriosklerose führen zu können. Schließlich muß ein enger Zusammenhang zwischen der gichtischen Diathese, d. h. der Harnsäureüberladung des Blutes mit der Hypertonie und Arteriosklerose angenommen werden. Bei derartig verschiedener Entstehung wird man wohl auch annehmen dürfen, daß Form und Verlauf der Arterienläsion, Ausbreitung auf gröbere oder feinere Kaliber sowie auf Einzelorgane oder das ganze System ungemein verschieden sich gestalten wird. Eine Blutdrucksteigerung kann vorhanden sein oder kann fehlen, je nachdem der Prozeß die gröberen oder feinsten Arterien ergriffen hat, und je nach der Ausbreitung und vor allem dem Kontraktionszustand der Arteriolenwandung. Kein Organ aber steht in so naher Beziehung zu Blutdrucksteigerung und Arteriosklerose als wie die Niere.

Fassen wir auf Grund der bisherigen Auseinandersetzung dasjenige zusammen, was wir bisher über die Kriegsnephritis wissen, so können wir sagen, daß wir hier ein eigenartiges und ganz neues Krankheitsbild vor uns haben. Es ist gekennzeichnet durch den akuten Beginn, dem sehr oft ein kurzes Vorläuferstadium schwerster Laryngitis, Tracheitis, Bronchitis, bisweilen mit Bronchopneumonie vorausgeht. Angina ist relativ selten, häufiger als diese kommt ein Beginn mit akuter Gastro-Enteritis vor: Dieser Beginn ist gewöhnlich durch Fieber, oft hohen Grades ausgezeichnet, dessen Frost von vielen Patienten als Zeichen einer Erkältung gedeutet wurde. Sofort oder nach wenigen Tagen setzt eine sehr bedeutende Atmungsnot ein, die wahrscheinlich nur zum Teil auf die Bronchiolitis und Bronchopneumonie, in der Hauptsache aber auf eine akut einsetzende Hypertonie mit Herzinsuffizienz und selbst Lungenödem zu beziehen sein dürfte. Gleichzeitig mit dieser bis zur Erstickungsnot führenden Atmungsangst beginnt auch das Ödem im Gesicht, an den Händen und Füßen, am Skrotum und bisweilen am ganzen Rumpf. Jetzt wird auch die Harnverminderung und die blutige Färbung des Harns beobachtet und der Eiweißgehalt ist sehr bedeutend. Bisweilen werden auch Beschwerden beim Wasserlassen angegeben, die auf eine Mitbeteiligung der Harnwege, besonders der Blase schließen lassen (Klein und Pulley). Selten fehlen Schmerzen in der Nierengegend, welche auf eine entzündliche Kapselspannung zu beziehen sein dürften. In den ersten Wochen der Krankheit besteht eine nicht geringe Urämiegefahr, die meistens den Charakter der Krampfform darbietet, und nicht entfernt jene schlimme Prognose wie bei der Schrumpfniere zeigt[1]). Es ist bemerkenswert, daß diese urämischen Zufälle sich großenteils erst zu jener Zeit einstellen, wo die Harnverminderung bereits einer gewissen Polyurie Platz gemacht hatte, und die Ödeme im Schwinden waren, also zu jener Zeit, wo die in den Ödemen aufgestapelten Säftemassen ihren Weg wieder zurück ins Blut fanden. Das Ödem bleibt in der Mehrzahl der Fälle nicht sehr lange bestehen, ist also gewöhnlich eine vorübergehende Erscheinung, aber der Eiweiß- und Blutgehalt des Harns vermindert sich viel langsamer und bleibt oft viele Monate hartnäckig bestehen, nachdem das Allgemeinbefinden schon völlig normal geworden war. Erkältungen, Durchnässungen und Überanstrengungen, sowie Diätfehler können nicht nur den Eiweiß- und Blutgehalt des Harns sondern auch die Ödeme wieder zum Vorschein bringen, und man wird von einer vollständigen Heilung nur dann sprechen können, wenn nicht nur der Urin selbst bei Anstrengungen und frei gewählter Kost ganz frei von roten Blutkörperchen bleibt, sondern wenn auch der Blutdruck zur Norm zurückgekehrt ist. Bei der Untersuchung einer großen Zahl von Kriegsnierenkranken, welche oft seit vielen Wochen und Monaten in den Heimlazaretten lagen, konnte ich mich davon überzeugen, daß bei ungefähr 10—20% eine Blutdrucksteigerung von 150 bis über 200 vorhanden war, und ich habe auch bei mehreren Fällen ausgesprochene Augenhintergrundveränderungen im Sinne einer Neuritis optica oder Retinitis albuminurica mit weißen Stippchen und Hämorrhagien nachweisen können. Es ist zu fürchten, daß der Ausgang in völlige Heilung

1) Es ist bemerkenswert, daß bei der Kriegsnephritis hauptsächlich die Krampfform der Urämie vorkommt, während es sich doch dabei um eine Glomerulonephritis handelt und anscheinend recht häufig eine Erhöhung des Reststickstoffs vorliegt. Diese Tatsache stimmt nicht mit der von Volhard vertretenen Anschauung überein, daß die eklamptische Form der Nephrose zukommt und ohne Erhöhung des Rest-N verläuft.

lange nicht so häufig ist, als man ursprünglich gehofft hatte, und daß vielleicht ein nicht ganz geringer Bruchteil der Fälle eine bleibende Schädigung der Gesundheit und Leistungsfähigkeit zurückbehalten und schließlich in mehr oder weniger ausgesprochene Schrumpfniere ausgehen wird.

Es ist von Hirsch auf dem Warschauer Kongreß darauf hingewiesen worden, daß die überwiegende Zahl der Kriegsnephritiden bei Infanteristen beobachtet wurde. Das ist wichtig, doch muß bedacht werden, daß die Infanterie eben die bei Weitem zahlreichste Truppe ist. Es haben aber auch Pioniere, Artilleristen und Soldaten anderer Waffengattungen das typische Bild der Kriegsnephritis dargeboten, ferner Offiziersburschen und Krankenwärter, die sich nur in der Etappe oder selbst im Heimatgebiet der östlichen deutschen Provinzen aufgehalten hatten, und welche eine Kälte- und Nässewirkung bestimmt in Abrede stellten. Schließlich habe ich es auch bei mehreren Offizieren und bei einer im Heimatlazarett tätig gewesenen freiwilligen Krankenpflegerin beobachtet. Wenn wir diese Tatsache damit zusammenhalten, daß die Krankheit zuerst im Juni 1915, also zu warmer Jahreszeit, im Osten und bald darnach im August auch im Westen rasch zu gewaltiger Frequenz angestiegen und daß im Frühjahr 1916 ein sehr bedeutender Abfall der Krankheitsziffern bis auf $^1/_4$ des Maximums sich geltend gemacht hat, so können wir schließen, daß Erkältungen und Durchnässungen nicht die einzige und obligate Ursache darstellen und daß der Gedanke an eine Infektionskrankheit besonderer Art nicht von der Hand zu weisen ist. In diesem Sinne spricht auch die Leberschwellung, die Milzvergrößerung und die weiche Beschaffenheit dieses Organs, welche bei solchen Fällen die im Höhestadium der Erkrankung gestorben waren, konstant hat nachgewiesen werden können. Aus einem von mir gesehenem Falle, der während des Urlaubs in der Heimat in typischer Weise erkrankte, würde sich eine Inkubationszeit von mindestens 12 Tagen ergeben, wenn man annimmt, daß die Infektion im Felde (im Osten) stattgefunden hatte.

Wenn auch die Ähnlichkeit der Kriegsniere mit der Scharlachniere namentlich im pathologisch-histologischen Bild groß ist, so unterscheidet sie sich doch von der letzteren dadurch, daß die Zwischenzeit zwischen der febrilen Erkrankung und dem Auftreten der Ödeme und der Albuminurie viel kürzer zu sein pflegt und daß bei der Scharlachniere das Ödem nur ungefähr in einem Zehntel der Fälle vorkommt, während es bei der Kriegsniere außerordentlich häufig ist. Die lange Fortdauer des Blutkörperchengehaltes im Harn erinnert an das charakteristische Bild der Nierenerkrankung nach Angina. Aber bei dieser ist stärkeres Ödem geradezu eine Ausnahme, Urämie sehr selten, und überdies haben sich bei der Kriegsniere keine überzeugenden Streptokokkenbefunde nachweisen lassen. Der Umstand, daß bei der Kriegsnephritis bisher ein konstanter Bakterienbefund nicht hat erhoben werden können, darf nicht als Gegenbeweis gegen das Vorhandensein einer Infektionskrankheit aufgefaßt werden, fehlt uns doch auch bei der Skarlatina und Scharlachnephritis noch gänzlich die Kenntnis des Erregers, und wir werden neuerdings mehr und mehr auf das Gebiet der Filterpasser und mancher Infektionserreger hingewiesen, die sich mit den üblichen bakteriologischen Methoden nicht züchten und nicht nachweisen lassen. Wie lange hat es gebraucht, bis wir über den Erreger des Weil'schen Icterus infectiosus ins Klare gekommen sind, ja bis man sich überhaupt entschlossen hat, diese Krankheit von den andern Ikterusformen abzutrennen! Daß bei der Entstehung der Kriegsniere schwere Kälte- und Nässeeinwirkungen eine bedeutsame Rolle spielen, soll gewiß nicht geleugnet werden, sehen wir doch zweifellos, daß die Erkältung auch bei der Ätiologie der uns so wohlbekannten Pyelonephritis durch Kolibazillen und anderer Nierenerkrankungen von der größten Bedeutung ist. Wir werden aber auch an die Möglichkeit denken müssen, daß Stehen und Liegen im Schlamm nicht bloß durch den Wärmeentzug gefährlich werden kann; das zeigt uns u. a. das Beispiel des von mir vor Jahren beschriebenen Schlammfiebers, das ähnlich wie die Kriegsniere ganz überwiegend solche Soldaten befallen hatte, die auf nasser Erde oder im Wasser operiert hatten, während ihre Offiziere verschont blieben.

Dank der Arbeit der Armeepathologen ist das anatomische Bild der Kriegsniere aufgeklärt und als das einer akuten Glomerulonephritis erkannt. Die klinischen Symptome stehen damit im Einklang; das selten fehlende Ödem dürfte wahrscheinlich in der Hauptsache auf extrarenale Ursachen zurückzuführen sein und kommt auch in manchen Fällen isoliert ohne das Vorhandensein von Albuminurie vor. Über den Endausgang der schwereren Fälle wird uns erst die Erfahrung des nächsten Jahrzehnts genügend Auskunft geben.

Aus der ausländischen Literatur[1]) ergibt sich, daß die Kriegsnephritis auch unter dem französischen und englischen Heere in sehr

1) Ameuille, Les néphrites aigues azothémiques des troupes en campagne. Presse médicale. Nov. 1916. — Geude et Mauriac, Les néphrites aigues des troupes en campagne. Paris médical 1916. No. 16. p. 382. — Abercrombie, British medical Journal. 1915, October 9. — Hogarth, Reports on cases of Albuminuria amongst British troops in France. Journal of the R. A. M. C. A. XXI. No. 3. p. 372. 1916. — Langdon Browne, Report on fifty eight cases of acute nephritis occurring in soldiers. Barthol. Hospital. report for the medical research committee. Journal of the R. A. M. C. XXV.

großer Ausbreitung aufgetreten ist. Ameuille leugnet jeden Einfluß der Erkältung, weil die Krankheit mit größter Häufigkeit während der Sommermonate aufgetreten sei, und dasselbe wird von Abercrombie für die englische Armee angegeben, bei welcher übrigens die Krankheit auch zu 90 % Infanteristen betraf. Wiederholt wird auf den fieberhaften Beginn und auf die Häufigkeit der Bronchopneumonie hingewiesen; auch Ikterus, Leberschwellung und parenchymatöse Veränderungen der Leber sollen nicht selten mit der Nierenerkrankung kombiniert sein. Ödem war bei der Mehrzahl vorhanden, fehlte aber in nicht wenigen Fällen ganz, und auch die anhydropischen Erkrankungen zeigten nicht selten Erbrechen, Kopfschmerzen, Krämpfe, Delirien und psychische Störungen urämischer Art. Die Untersuchung des Blutes ergab oft eine sehr bedeutende Steigerung des Harnstoffgehalts bis auf 83, 174, ja 200 mg pro 100. Von Ambard wurden diese Fälle als Néphrite azothémique bezeichnet, und es wird darauf hingewiesen, daß Erhöhung des Reststickstoffs im Blut sowie Krämpfe, Delirien, Erbrechen und andere „azothämische" Erscheinungen auch bei Fällen ohne Ödeme und ohne Albuminurie aufgetreten seien. Die Krankheit wird auch von den englischen und französischen Autoren meist als eine Infektionskrankheit unbekannter Ätiologie aufgefaßt.

23. Heft. Kleinere Mitteilungen über Schussverletzungen. Aus den Verhandlungen des Wissenschaftlichen Senats der Kaiser Wilhelms-Akademie für das militärärztliche Bildungswesen vom 3. Juni 1903. 1903. 2 M.

24. Heft. Kriegschirurgen und Feldärzte in der Zeit von 1848 bis 1868. Von Oberstabsarzt a. D. Dr. Kimmle. 1904. 14 M.

25. Heft. Ueber die Entstehung und Behandlung des Plattfusses im jugendlichen Alter. Von Dr. Schiff. 1904. 2 M.

26. Heft. Ueber plötzliche Todesfälle, mit besonderer Berücksichtigung der militärärztlichen Verhältnisse. Von Oberarzt Dr. Busch. 1904. 2 M. 40 Pf.

27. Heft. Kriegschirurgen und Feldärzte der Neuzeit. Von Oberstabsarzt Prof. Dr. A. Köhler. 1904. 18 M.

28. Heft. Beiträge zur Schutzimpfung gegen Typhus. Bearbeitet in der Medizinal-Abteilung des Königl. Preuss. Kriegsministeriums. Mit 10 Kurven im Text. 1905. 1 M. 60 Pf.

29. Heft. Arbeiten aus den hygienisch-chemischen Untersuchungsstellen. Zusammengestellt in der Medizinal-Abteilung des Königlich Preussischen Kriegsministeriums. I. Teil. 1905. 2 M. 40 Pf.

30. Heft. Ueber die Feststellung regelwidriger Geisteszustände bei Heerespflichtigen und Heeresangehörigen. Beratungsergebnisse aus der Sitzung des Wissenschaftl. Senats bei der Kaiser Wilhelms-Akademie für das militärärztliche Bildungswesen am 17. Februar 1905. Mit 3 Kurventafeln im Anhang. 1905. 1 M.

31. Heft. Die Genickstarre-Epidemie beim Badischen Pionier-Bataillon Nr. 14 (Kehl) im Jahre 1903/1904. Mit einem Grundriss der Kaserne und zwei Anlagen. 1905. 3 M. 60 Pf.

32. Heft. Zur Kenntnis und Diagnose der angeborenen Farbensinnstörungen. Von Stabsarzt Dr. Collin. gr. 8. 1906. 1 M. 20 Pf.

33. Heft. Der Bacillus pyocyaneus im Ohr. Klinisch-experimenteller Beitrag zur Frage der Pathogenität des Bacillus pyocyaneus. Von Stabsarzt Dr. Otto Voss. gr. 8. Mit 5 Tafeln. 1906. 8 M.

34. Heft. Die Lungentuberkulose in der Armee. Im Anschluss an Heft 14 der Veröffentlichungen bearbeitet von Stabsarzt Dr. Fischer. 1906. 2 M.

35. Heft. Beiträge zur Chirurgie und Kriegschirurgie. Festschrift zum siebzigjährigen Geburtstage Sr. Exz. v. Bergmann gewidmet. gr. 8. Mit dem Porträt Exz. v. Bergmann's, 8 Tafeln und zahlreichen Textfiguren. 1906. 16 M.

36. Heft. Beiträge zur Kenntnis der Verbreitung der venerischen Krankheiten in den europäischen Heeren sowie in der militärpflichtigen Jugend Deutschlands. Von Stabsarzt Dr. H. Schwiening. 1907. gr. 8. Mit 12 Karten und 8 Kurventafeln. 6 M.

37. Heft. Ueber die Anwendung von Heil- und Schutzseris im Heere. Beratungsergebnisse aus der Sitzung des Wissenschaftl. Senats bei der Kaiser Wilhelms-Akademie für das militärärztliche Bildungswesen am 30. November 1907. 8. 1908. 1 M. 20 Pf.

38. Heft. Arbeiten aus den hygienisch-chemischen Untersuchungsstellen. Zusammengestellt in der Medizinal-Abteilung des Königlich Preussischen Kriegsministeriums. II. Teil. gr. 8. 1908. 2 M. 80 Pf.

39. Heft. Ueber das Auftreten von Sarkomen, sowie von Haut-, Gelenk- und Knochentuberkulose an verletzten Körperstellen bei Heeresangehörigen. Von Oberstabsarzt Dr. Eichel. 1908. 80 Pf.

40. Heft. Ueber die Körperbeschaffenheit der zum einjährig-freiwilligen Dienst berechtigten Wehrpflichtigen Deutschlands. Auf Grund amtlichen Materials unter Mitwirkung von Oberstabsarzt Dr. Nicolai bearbeitet von Stabsarzt Dr. Heinrich Schwiening. gr. 8. 1909. 5 M.

41. Heft. Arbeiten aus den hygienisch-chemischen Untersuchungsstellen. Zusammengestellt in der Medizinal-Abteilung des Königlich Preussischen Kriegsministeriums. III. Teil. gr. 8. 1909. 2 M. 40 Pf.

42. Heft. Die altrömischen Militärärzte. Von Stabsarzt Dr. Haberling. Mit 1 Titelbilde und 16 Textfiguren. 1910. 2 M. 80 Pf.

43. Heft. Die Hagenauer Ruhrepidemie des Sommers 1908. Bearbeitet in der Medizinal-Abteilung des Königl. Preuss. Kriegsministeriums. gr. 8. Mit 3 Tafeln und 8 Abbild. im Text. 1910. 2 M. 80 Pf.

44. Heft. Berichte über die Wirksamkeit des Alkohols bei der Händedesinfektion. Zusammengestellt in der Medizinal-Abteilung des Königlich Preussischen Kriegsministeriums. Mit 8 Textfiguren. 1910. 2 M. 40 Pf.